若有這類症狀的話，就是罹患了「逆流性食道炎」！

你有以下這些症狀嗎？總分在 **8 分以上**的人，有可能會罹患逆流性食道炎（又稱「胃食道逆流」）

沒有=**0分**　很少=**1分**　偶爾=**2分**　經常=**3分**　總是=**4分**

總分　　　分

Q1 有胃灼熱症狀嗎？　□分

Q2 肚子會脹氣嗎？　□分

Q3 用餐後，胃部會不舒服（消化不良）嗎？　□分

Q4 會在無意中用手掌搓揉胸部嗎？　□分

Q5 吃完東西後，會感到噁心嗎？　□分

Q6 用餐後，會出現胃灼熱症狀嗎？　□分

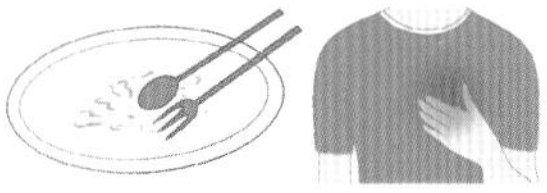

Q7 喉嚨會覺得不舒服（刺痛感等）嗎？　□分

Q8 用餐途中會覺得很飽嗎？　□分

Q9 吞嚥時，會覺得有東西堵塞嗎？　□分

Q10 苦水（胃酸）會逆流嗎？　□分

Q11 會經常打飽嗝嗎？　□分

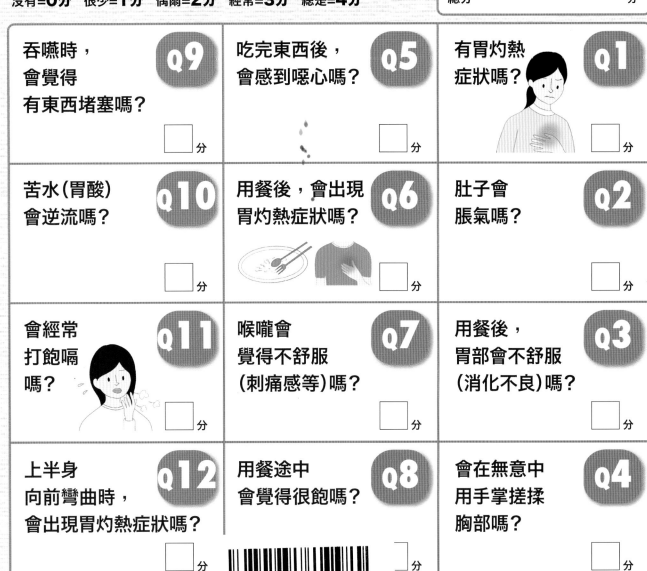

Q12 上半身向前彎曲時，會出現胃灼熱症狀嗎？　□分

U0073390

9頁~382頁(2005)M.Kusano et al.:JGastroenterol.,39888(2004)

罹患**逆流性食道炎**的人正在持續增加

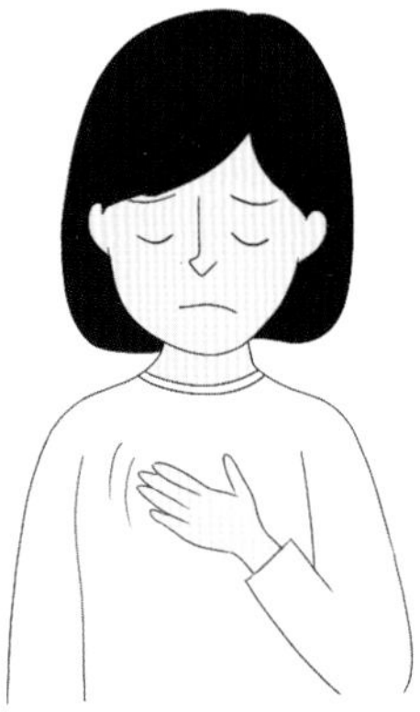

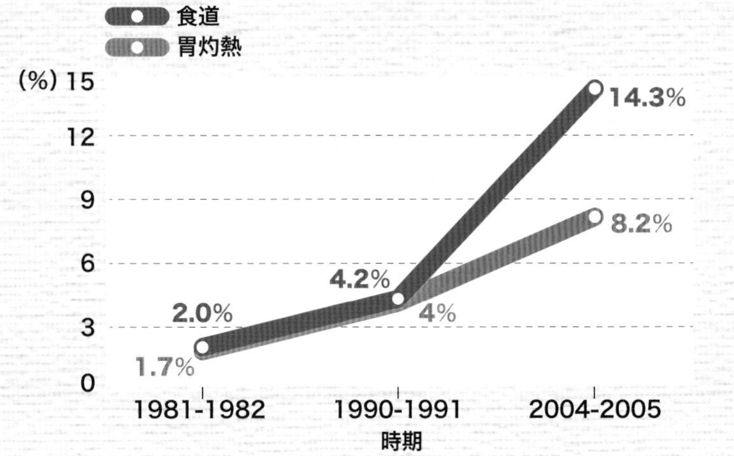

※出處：Manabe N.et al. Intern Med.2011;50:1357-63

★逆流性食道炎，又稱「胃食道逆流」。
★本書介紹內容的效果展現會因人而異。採用這些方法時，如果出現過敏或異常反應，還請立刻中止。
★參考本書內容實際進行時（特別是正在接受治療的朋友），請務必和主治醫師謹慎討論。

Part 1

【萬全對策①腸道環境・便祕對策】

消除與逆流性食道炎有密切關聯的便秘的訣竅

便祕是逆流性食道炎的原因

罹患逆流性食道炎的年輕人之所以增加的原因就是便秘

便祕是從年輕人到老年人的各年齡層都會出現的排便煩惱。一般來說，女性患者較多，有許多女性從10幾歲的青春期開始就有便秘症狀，而且到了60幾歲之後，人數會持續增加。另一方面，在男性中，年輕時有便秘困擾的人雖然不多，但到了60幾歲之後，有便秘症狀的人數就會增加到跟女性幾乎相同。

便祕是逆流性食道炎的原因之一。當便秘症狀出現，而且覺得肚子很脹時，就表示胃部受到腸道壓迫，處於「容易導致物質從胃部朝食道逆流」的狀態。

雖然逆流性食道炎被視為老年人的疾病，但年輕患者也在增加中，其原因就是便秘。因慢性便秘而使肚子時常處於很脹的狀態的話，就會引發逆流性食道炎。在習慣性便秘患者當中，大約有1成的人會罹患逆流性食道炎。

便秘的起因包含了，運動不足、水分攝取不足、膳食纖維攝取不足、腹肌力量衰退、極端的減肥方式等。

便意的產生機制

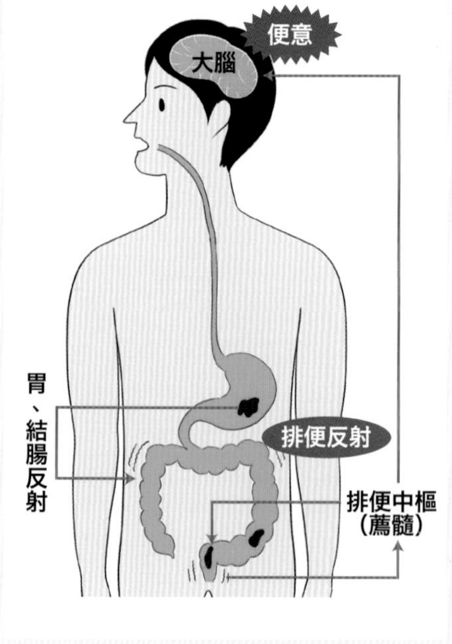

讓人能從今天開始改善便秘的訣竅

稍微改變生活習慣吧

為了改善令人難受的便秘症狀，請大家重新審視生活習慣吧。

只要一邊把「一天走路30分鐘以上」當成目標，一邊進行有助於消除便秘症狀的體操或伸展運動即可。

在這裡，我要介紹能夠鍛鍊腹肌的「窺探肚臍運動」，以及能夠促進腸道蠕動的「扭腰運動」。

穴道指壓也很有效。

這裡要介紹3種穴道。

●肚子的穴道「大巨」

採取仰姿，彎曲膝蓋，把雙手的中指放在各個穴道上，一邊讓肚子往前凸，一邊進行指壓。

●背部的穴道「大腸俞」

雙手的拇指放在穴道上，一邊讓身體倒向左右兩側，一邊進行指壓。此時，身體倒向哪側，就讓哪側的拇指用力。

●腳部的穴道「太白」

腳拇趾根部關節的後方有個隆起部位，此穴道位於該部位的後側。以此穴道為中心，慢慢地按壓搓揉。

窺探肚臍運動

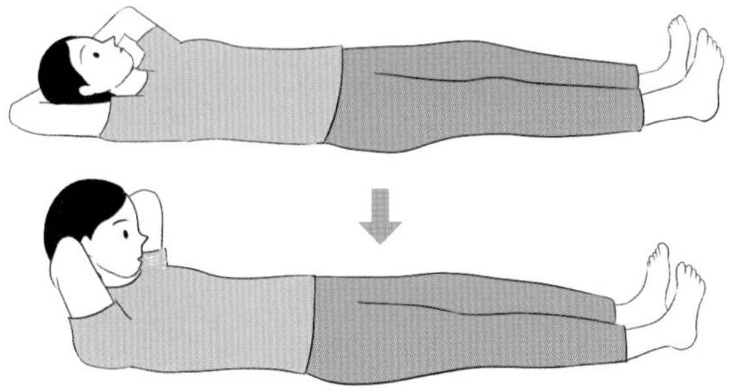

採取仰姿，在頭部後方將雙手交叉。一邊呼氣，一邊把頭抬到可以看到肚臍的位置，並維持5秒鐘，然後一邊吸氣，一邊恢復原本姿勢。反覆進行數次。

扭腰運動

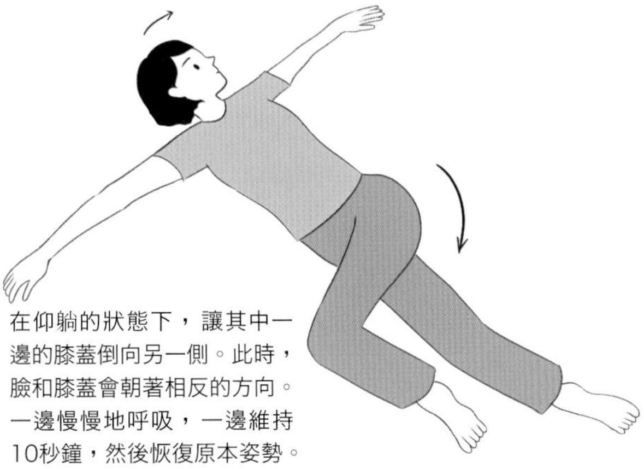

在仰躺的狀態下，讓其中一邊的膝蓋倒向另一側。此時，臉和膝蓋會朝著相反的方向。一邊慢慢地呼吸，一邊維持10秒鐘，然後恢復原本姿勢。另一邊的膝蓋也一樣。反覆進行數次。

對便秘有效的穴道

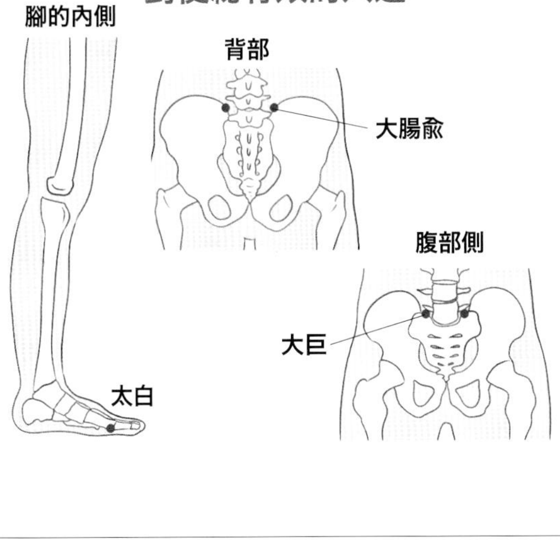

優格與發酵食品能夠增加用來改善腸道細菌的好菌

要同時攝取好菌與好菌的養分

為了預防、消除便祕症狀，調整腸道環境是很重要的。

因此，必須改善每天的飲食生活。

若常吃含有較多動物性蛋白質或脂質的食物的話，就會使腸道細菌當中的壞菌增加。

為了增加好菌，重點在於，要同時攝取含有好菌的食物與好菌的養分。

其中，含有好菌的代表性食品就是發酵食品。

優格、米糠醃菜、納豆、味噌、起司等發酵食品，含有乳酸菌、酵母菌、米麴菌等好菌。

好菌的養分包含了膳食纖維（水溶性膳食纖維）與寡醣（關於膳食纖維，請參閱第7頁）。

含有很多寡糖的食品包含了，洋蔥、牛蒡、青蔥、大蒜、蘆筍等蔬菜、水果當中的香蕉、大豆等豆類。

請攝取含有好菌的食物與好菌的養分吧

含有好菌的食物

發酵食品

含有乳酸菌、比菲德氏菌、酵母菌、米麴菌等好菌。
優格、米糠醃菜、納豆、辛奇（韓式泡菜）、味噌、起司等。

好菌的養分

膳食纖維與寡醣

能成為好菌養分的「水溶性膳食纖維」與「寡醣」，有助於提升腸道內的好菌數量。

含有很多水溶性膳食纖維的食品

蔬菜類（牛蒡、胡蘿蔔、抱子甘藍、秋葵、青花菜、菠菜）
豆類（納豆）
薯類（芋頭、蒟蒻）
海藻、蘑菇類
水果

含有很多寡糖的食品

蔬菜類（洋蔥、牛蒡、青蔥、大蒜、蘆筍）
水果（香蕉）
豆類（大豆）

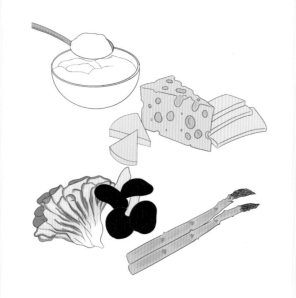

充分攝取膳食纖維吧

可分成溶於水的「水溶性膳食纖維」與不溶於水的「非水溶性膳食纖維」

隨著飲食生活愈來愈西化，膳食纖維的攝取量也逐漸地減少。

在膳食纖維的每日建議攝取量方面，成年男性為20g以上，成年女性則是18g以上，但現在的日本人平均只攝取15g。

尤其是，年齡層愈年輕，攝取量就愈少。

膳食纖維的種類很多，大致上可分成溶於水的「水溶性膳食纖維」與不溶於水的「非水溶性膳食纖維」。

蔬菜、穀物、豆類中含量很多的非水溶性膳食纖維，會在大腸中吸收水分，增加糞便的體積。由於會一邊增加糞便量，使糞便變軟，一邊刺激腸壁，所以排便會變得順暢，有助於改善痔瘡與便祕。

另一方面，水溶性膳食纖維則會讓乳酸菌這種腸道內的好菌增殖，調整腸道的狀態。

如同上述那樣，由於功能不同，所以重點在於，要均衡地攝取各種膳食纖維。

膳食纖維的種類

	所在部位	名　稱	含量較多的食品
非水溶性膳食纖維	植物細胞壁的組成成分	纖維素	蔬菜、穀物、豆類、麥麩
		半纖維素	穀物、豆類、麥麩
		果膠	未成熟的水果、蔬菜
		木質素	可可、麥麩、豆類
		菊糖	牛蒡
		β-葡聚醣	蘑菇、酵母
	甲殼類的殼的組成成分	幾丁質	蝦子、螃蟹的殼
水溶性膳食纖維	植物細胞的儲存多醣類	果膠	成熟的水果
		植物膠(關華豆膠)	樹皮、果樹等
		黏質物(甘露聚糖)	植物的種子、葉子、根部等
		海藻多醣類(海藻酸、昆布多醣、褐藻醣膠)	海藻
	食品添加物	化學修飾多醣 化學合成多醣	
其他	結締組織的成分	硫酸軟骨素、幾丁質·幾丁聚醣、聚葡萄糖	動物食品的骨頭、肌腱等

能夠改善腸道環境，消除便秘症狀的美味食譜

含有豐富膳食纖維或乳酸菌的食材等，能夠調整腸道環境。在本章節要介紹的美味食譜中，使用了這類推薦食材，有助於消除便秘症狀。

韓式雜菜冬粉風格的拌炒寒天藻絲

使用卡路里超低，且含有豐富膳食纖維的寒天藻絲來代替冬粉

材料（2人份）

寒天藻絲…5g
牛腿肉薄片…100g
芝麻油…1小匙
A | 醬油…1小匙
  | 砂糖…⅓小匙
  | 芝麻油…½小匙
青椒…1個（20g）
胡蘿蔔…⅕小根（30g）
B | 鹽、胡椒、大蒜（泥狀）、烘焙白芝麻…各少許

1人份
卡路里：155kcal
鹽分：0.7g
醣類：2.5g
脂質：10.3g
膳食纖維：2.6g

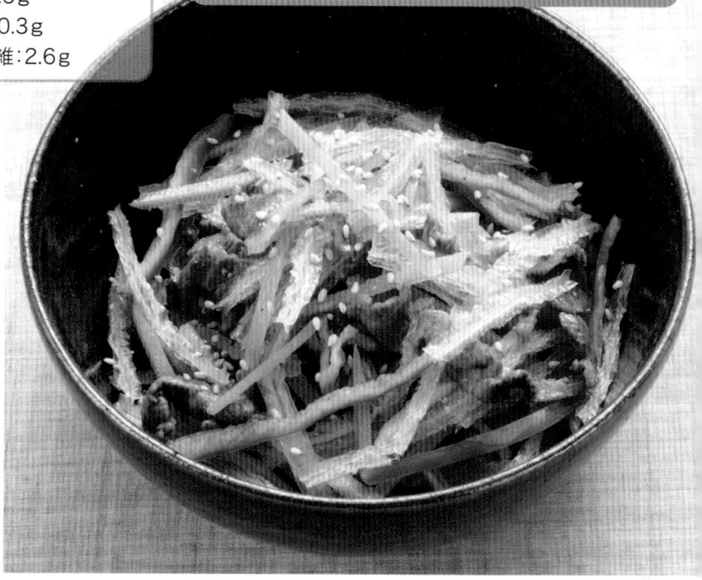

作法

❶用剪刀把寒天藻絲剪成3～4公分長，稍微洗一下，泡水5～6分鐘來還原後，瀝乾。
❷將牛肉切絲，用A來醃肉。將青椒、胡蘿蔔切絲。
❸將平底鍋中的油加熱，把青椒、胡蘿蔔稍微炒一下後，移到碗中。
❹使用相同的平底鍋來炒牛肉後，將其加進③中，然後將①也加進去，進行攪拌，透過B來調整味道。

（檢見崎聰美）

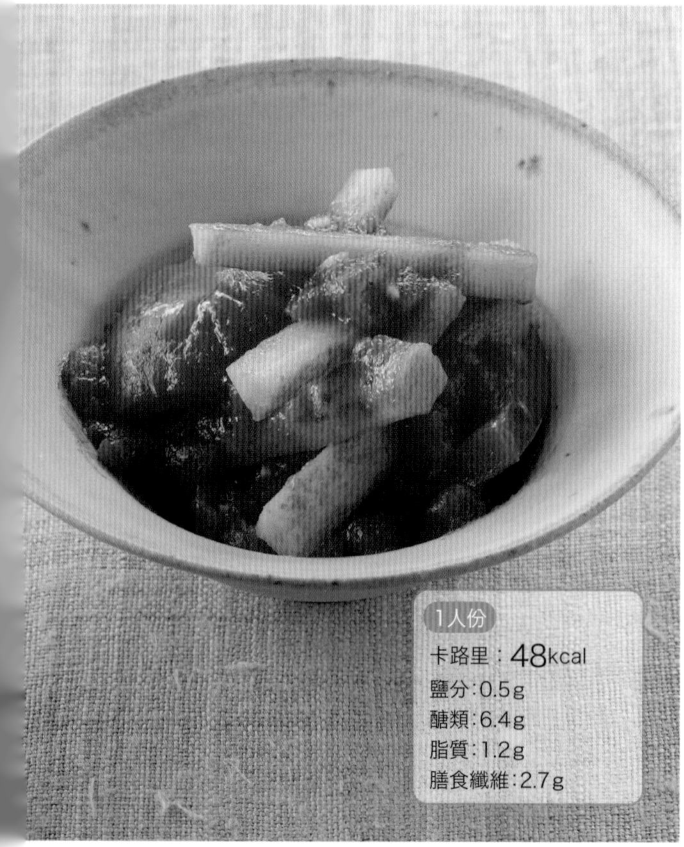

1人份
卡路里：48kcal
鹽分：0.5g
醣類：6.4g
脂質：1.2g
膳食纖維：2.7g

番茄燉牛蒡甜椒

就算冷掉也很好吃的西式燉煮料理，番茄的鮮味與牛蒡很搭

材料（4人份）

牛蒡…½根（100g）
甜椒…1個（150g）
大蒜…½瓣
A | 水煮番茄罐頭（切塊）…½罐（200g）
  | 高湯塊…¼塊
  | 鹽…¼小匙
  | 胡椒…少許
  | 月桂葉…1片
橄欖油…1小匙

作法

❶先將牛蒡切成4公分長，再縱向切成4等分，然後泡在水中。甜椒切成不規則狀。大蒜切碎。
❷把大蒜和油放入鍋中，開火，等到香氣冒出後，再把牛蒡放進去炒。
❸加入甜椒、¼杯水、A，攪拌均勻，蓋上鍋蓋。沸騰後，轉成小火，燉煮15分鐘。

（岩崎啓子）

乾燥白蘿蔔絲與櫻花蝦的日式燉菜

含有豐富膳食纖維的乾燥白蘿蔔絲，是觸動人心的傳統溫和滋味

材料(2人份)
乾燥白蘿蔔絲…20g
櫻花蝦…4g
A | 高湯…½杯
醬油…2小匙
酒…½小匙
砂糖…1小匙

作法
❶把乾燥白蘿蔔絲泡水還原，泡到變軟後，用手擰出水分，切成方便食用的長度。
❷將A放入鍋中，煮到沸騰後，加入①和櫻花蝦，煮到收汁。 (金丸繪里加)

1人份
卡路里：51kcal
鹽分：1.0g
醣類：7.3g
脂質：0.2g
食物纖維：2.1g

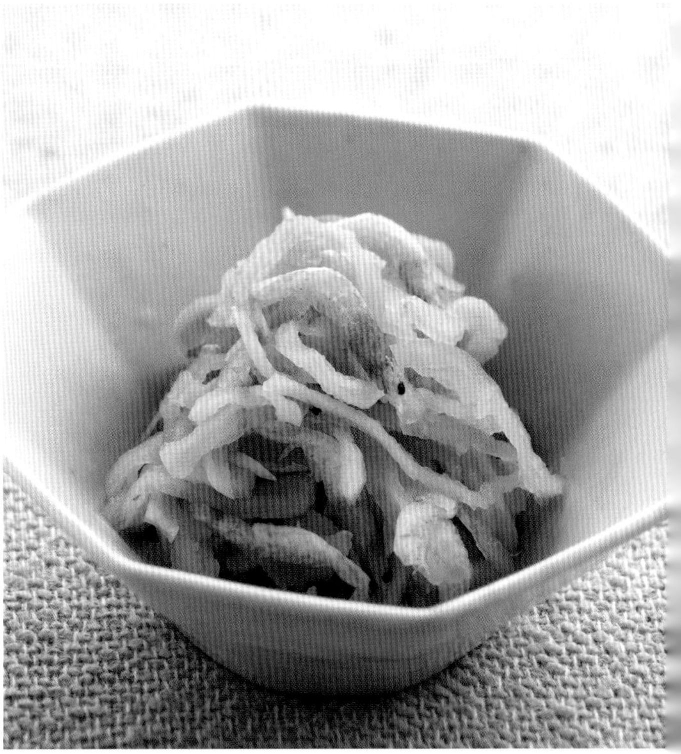

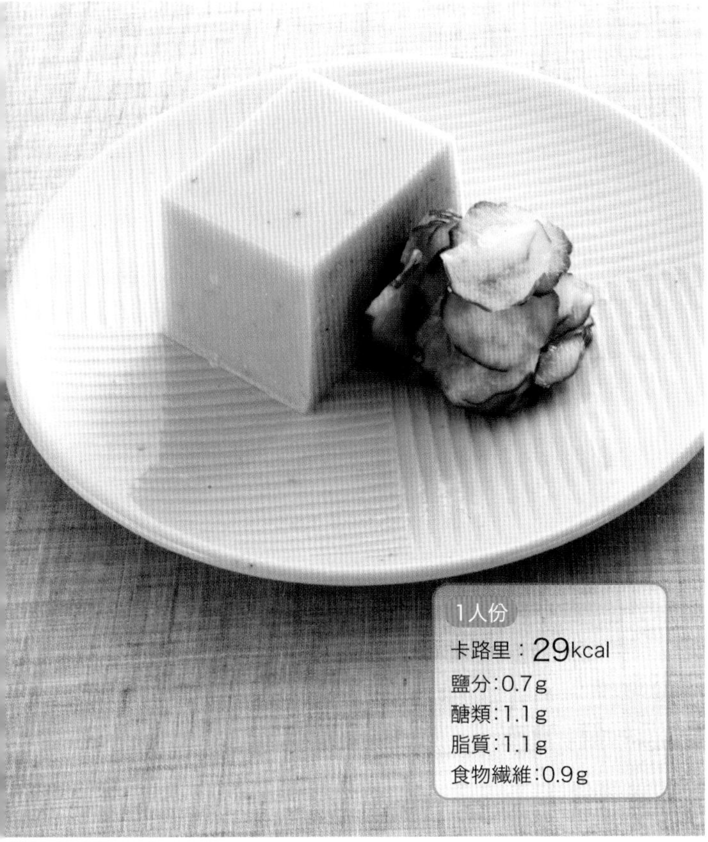

1人份
卡路里：29kcal
鹽分：0.7g
醣類：1.1g
脂質：1.1g
食物纖維：0.9g

鮪魚冷湯寒天凍

把冷湯做成寒天凍。
明明味道很濃郁，且充滿飽足感，但卡路里卻很低。

材料(6×16×4㎝公分的磅蛋糕模1個・4人份)
寒天粉…2g
鮪魚(水煮罐頭)…1小罐(60g)
小黃瓜…½條(40g)
味噌…1大匙
白芝麻粉…5g
鹽…少許

作法
❶去除鮪魚罐頭的汁液後，將鮪魚放入研磨碗中磨碎，加入味噌、白芝麻粉，一邊磨一邊攪拌。
❷將1½杯水與寒天放入鍋中，開火，一邊攪拌，使其溶解，一邊煮沸1～2分鐘。加入①，充分攪拌，倒入蛋糕模中，使其冷卻凝固。
❸將小黃瓜的皮削成條紋狀後，切成薄圓片，撒上鹽，使其變軟，沖洗後，擰出多餘水分。
❹從蛋糕模中取出②，切成4等分後，分別將1等分盛入器皿中，放上③來搭配。

(檢見崎聰美)

芝麻味噌燉牛蒡、蔥、香菇

能夠互相襯托出彼此的鮮味，且充滿膳食纖維的美味組合

材料（4人份）

牛蒡…½根（100g）
日本大蔥…1根（120g）
新鮮香菇…4片（60g）
芝麻油…1小匙
A｜高湯…½杯
　｜味噌…1½大匙
　｜砂糖、白芝麻粉…各½大匙

作法

❶將牛蒡切成較小的不規則形狀，泡水。日本大蔥切成2公分長。香菇去掉蒂頭後，先切成兩半，再切成薄片。

❷把鍋中的油加熱，先炒牛蒡，再加入日本大蔥、香菇，稍微炒一下。加入A，攪拌均勻，蓋上鍋蓋，沸騰後，轉成小火，煮15分鐘。打開鍋蓋，最後把火開大一點，讓食材均勻沾附湯汁。

（岩崎啓子）

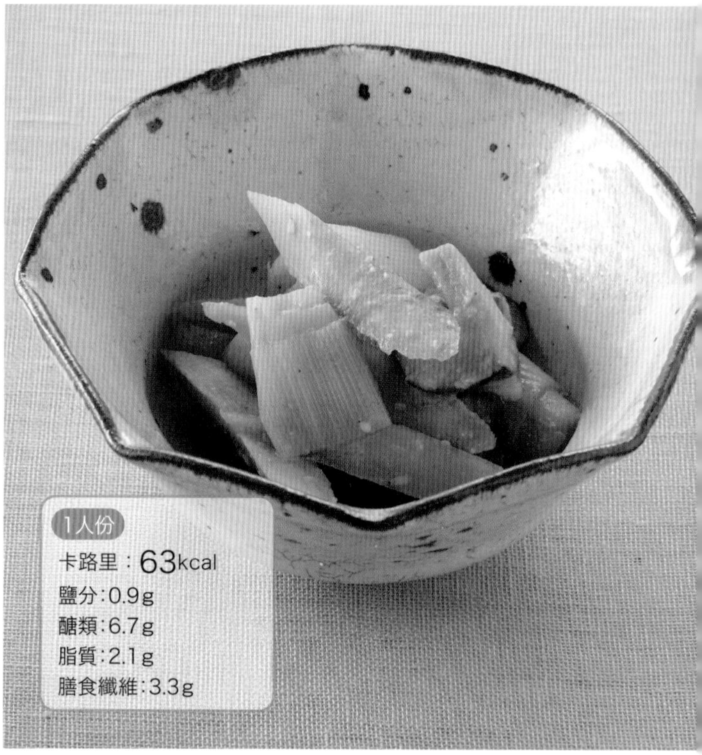
1人份
卡路里：63kcal
鹽分：0.9g
醣類：6.7g
脂質：2.1g
膳食纖維：3.3g

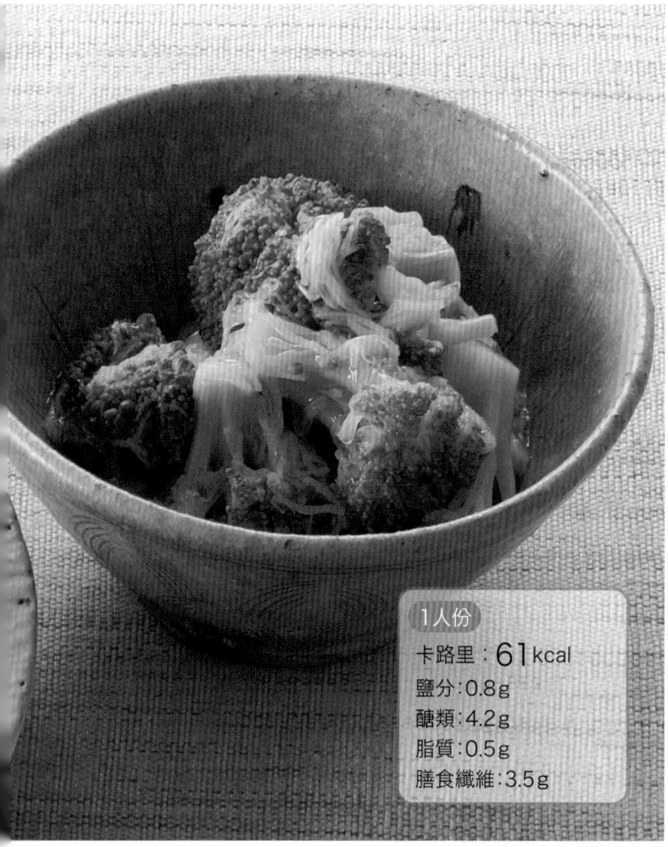
1人份
卡路里：61kcal
鹽分：0.8g
醣類：4.2g
脂質：0.5g
膳食纖維：3.5g

扇貝燴青花菜

明明充滿膳食纖維，卻很好入口，也有助於消化

材料（2人份）

青花菜…⅔顆（160g）
水煮扇貝罐頭…½小罐（40g）
A｜高湯…½杯
　｜味醂…1小匙
　｜鹽…⅙小匙
太白粉…½大匙

作法

❶把青花菜切成小朵備用。將扇貝罐頭中的扇貝與湯汁分開。

❷把A與扇貝湯汁放入鍋中煮沸，加入①的其餘材料，蓋上鍋蓋，等到沸騰後，轉成小火，煮3～4分鐘。先用½大匙的水來讓太白粉溶解後，再加入鍋中，煮至沸騰。

（岩崎啓子）

豆渣、蘑菇、胡蘿蔔的日式燉菜

既能充分攝取膳食纖維，也能品嘗到各種食材的口感

1人份
卡路里：100kcal
鹽分：1.0g
醣類：8.7g
脂質：3.1g
膳食纖維：6.2g

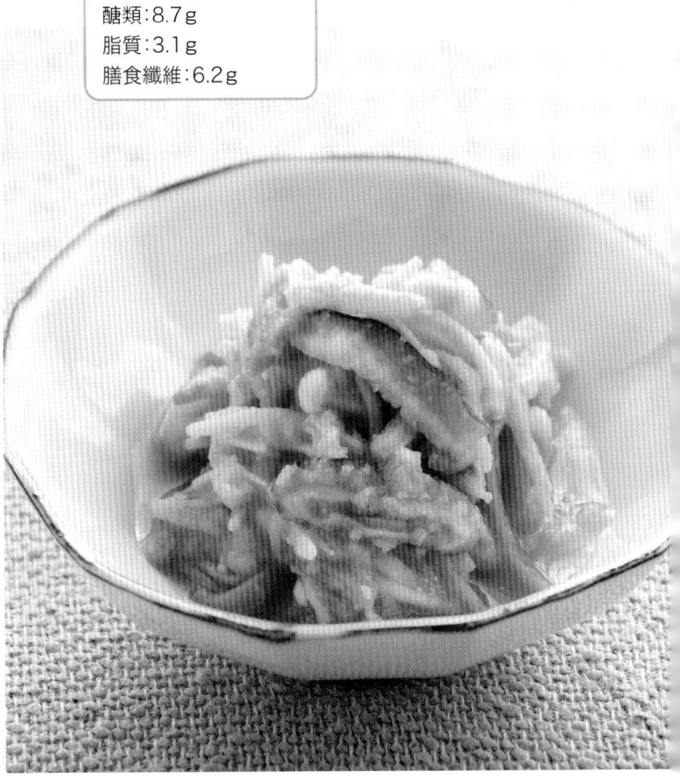

材料(2人份)
豆渣…50g
新鮮香菇…2片(30g)
金針菇…½大包(80g)
胡蘿蔔…½根(80g)
芝麻油…1小匙
A 高湯…1⅓杯
味醂…2小匙
醬油、酒…各將近1大匙

作法
❶去掉香菇的蒂頭後，切成薄片。將金針菇的根部去除後，把長度切半，將其揉開。將胡蘿蔔切成細絲。
❷把鍋中的油加熱，放入①，稍微炒一下。
❸加入A，攪拌均勻，再加入豆渣。一邊偶爾攪拌一下，一邊煮到收汁。

(金丸繪里加)

芝麻味噌拌苦瓜和玉米

苦瓜的苦味、玉米的甜味，和芝麻味噌的味道很搭

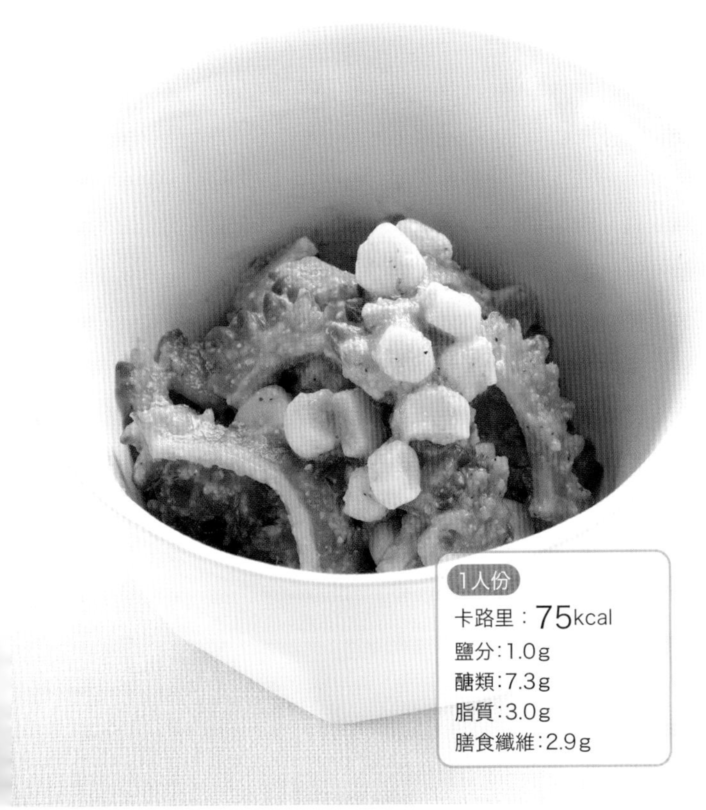

1人份
卡路里：75kcal
鹽分：1.0g
醣類：7.3g
脂質：3.0g
膳食纖維：2.9g

材料(2人份)
苦瓜…½條(120g)
玉米粒罐頭…⅓小罐(40g)
A 白芝麻粉…1大匙
味噌…將近1大匙(15g)
砂糖…½大匙
高湯…1小匙

作法
❶用湯匙去除苦瓜的籽和薄膜，切成薄片，稍微汆燙一下。將玉米瀝乾備用。
❷把A放入碗中，充分攪拌，拌入①。

(金丸繪里加)

什錦燉豆

大豆與根菜類含有充足的膳食纖維。由於切得較小塊，且經過充分燉煮，所以也容易消化。

1人份
卡路里：134kcal
鹽分：1.1g
醣類：19.0g
脂質：2.1g
食物纖維：4.5g

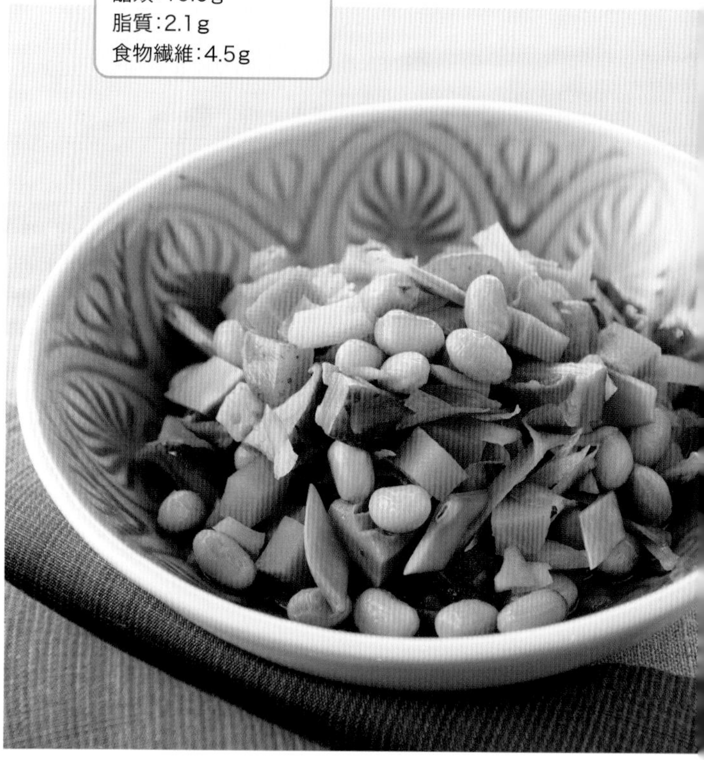

材料（1人份）

大豆（水煮）…30g
蓮藕…20g
胡蘿蔔、牛蒡、
　蒟蒻…各10g
乾香菇…1片
四季豆…1根

A｜高湯…½杯
　｜砂糖…1大匙
　｜味醂…½大匙
醬油…1小匙

作法

❶事先將乾香菇泡水還原。把四季豆斜切成小段。
❷分別將蓮藕、胡蘿蔔、牛蒡、蒟蒻、乾香菇切成跟大豆一樣大。
❸將A和②放入鍋中，用中火煮到沸騰，蓋上小鍋蓋，用較弱的中火燉煮約10分鐘。
❹加入大豆、四季豆、醬油，一邊翻炒，一邊用小火繼續燉煮約15分鐘。

（野口律奈）

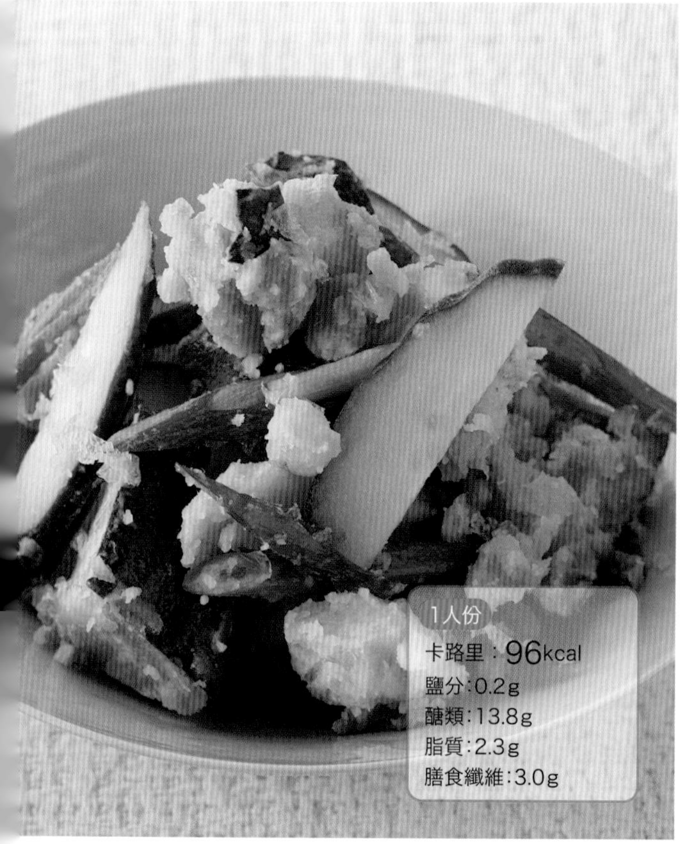

1人份
卡路里：96kcal
鹽分：0.2g
醣類：13.8g
脂質：2.3g
膳食纖維：3.0g

和風南瓜沙拉

適合在夏天吃的南瓜沙拉，也含有豐富的β-胡蘿蔔素

材料（2人份）

南瓜…⅙顆（淨重150g）
小黃瓜…½根（50g）
萬能蔥（青蔥）…2根
A｜柴魚片…¼包
　｜醋…2小匙
　｜醬油…½小匙
　｜橄欖油…1小匙
　｜胡椒…少許

作法

❶用保鮮膜把南瓜包起來，放入微波爐中加熱2分鐘，粗略地弄碎。將小黃瓜縱向切半後，再斜切成薄片。把蔥斜切成適當大小。
❷將A混合，拌入①中。

（岩﨑啓子）

四季豆優格沙拉

優格的味道既滑順又清爽

1人份
卡路里：46kcal
鹽分:0.4g
醣類:3.6g
脂質:2.0g
膳食纖維:1.8g

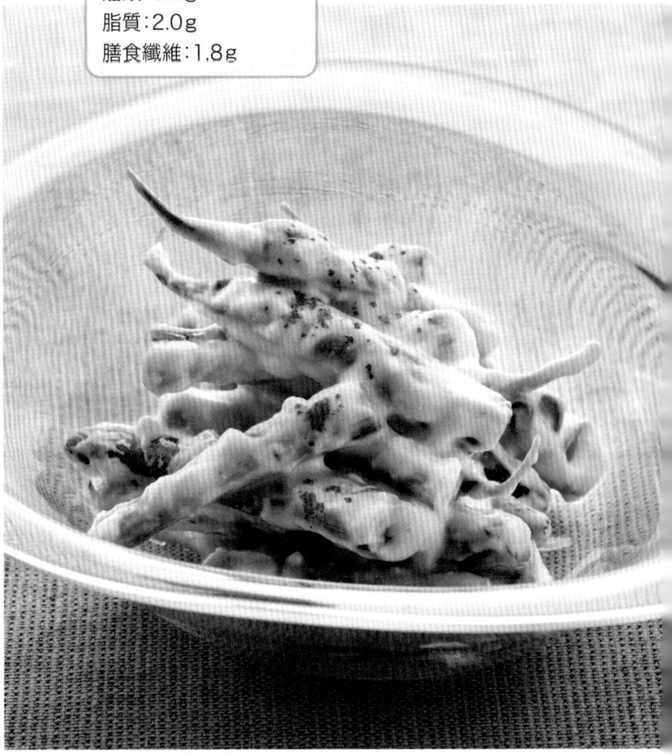

材料(2人份)
四季豆…1包(150g)
原味優格…60g
橄欖油…½小匙
鹽…⅛小匙
胡椒、紅甜椒粉…各少許

作法
❶在瀝水盆內鋪上紙巾，倒入優格，靜置20分鐘，去除水分。把四季豆切成4公分長，稍微氽燙一下。
❷把平底鍋中的油加熱，炒四季豆，撒上鹽、胡椒，關火，放涼備用。
❸用已去除水分的優格來拌②，盛入器皿中，撒上紅甜椒粉。(檢見崎聰美)

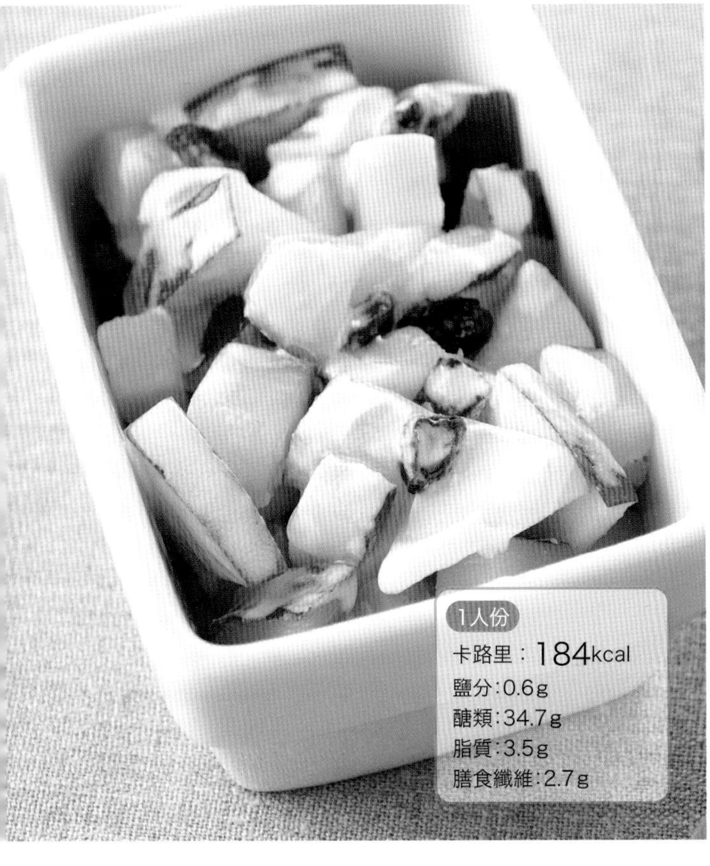

1人份
卡路里：184kcal
鹽分:0.6g
醣類:34.7g
脂質:3.5g
膳食纖維:2.7g

番薯蘋果優格沙拉

宛如甜點般的沙拉，能讓人品嘗到番薯與蘋果的甜味

材料(1人份)
番薯…80g
蘋果…20g
美乃滋…¾小匙(3g)
原味優格…25g
葡萄乾…5g
鹽…0.5g
蜂蜜…將近½小匙(3g)

作法
❶把帶皮的番薯切成1公分見方的塊狀後，再氽燙一下。將蘋果切成薄片後，再切成3等分。
❷將①和美乃滋、優格、葡萄乾放入碗中，攪拌均勻，用鹽來調整味道。
❸裝盛到容器內，附上蜂蜜。淋上蜂蜜後再吃。
(野口律奈)

秋葵海蘊味噌湯

這道含有豐富膳食纖維的湯，是由含有大量黏稠成分的海蘊和秋葵組合而成

材料(2人份)

秋葵…4根(40g)
海蘊…50g
高湯…1½杯
味噌…2小匙

作法

❶用鹽巴來搓洗秋葵後，切成不規則形狀。把海蘊清洗過後，切成方便食用的大小。
❷將鍋中的高湯煮沸後，加入①，再次煮沸後，加入已溶解的味噌，煮到沸騰。　(岩崎啓子)

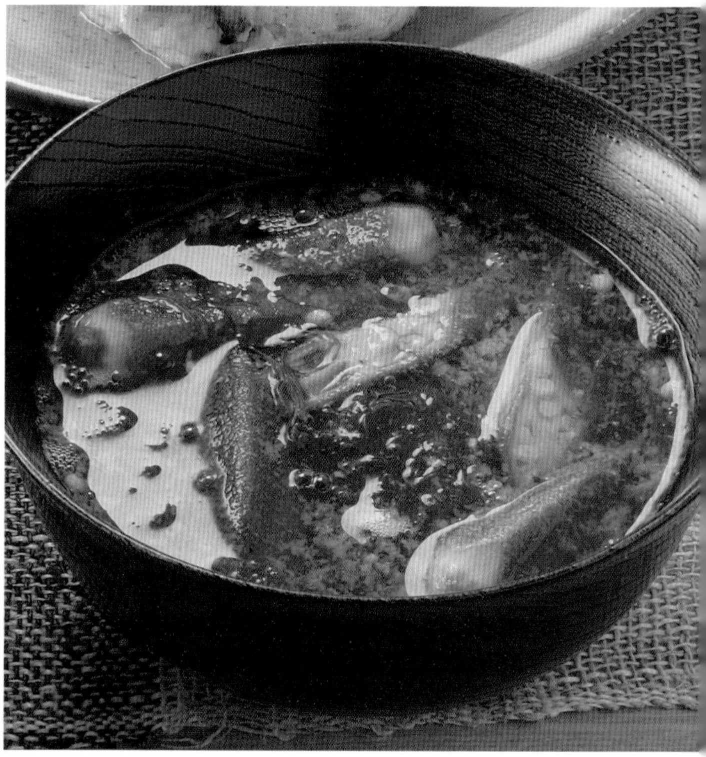

1人份
卡路里:22kcal
鹽分:0.9g
醣類:1.8g
脂質:0.4g
膳食纖維:1.6g

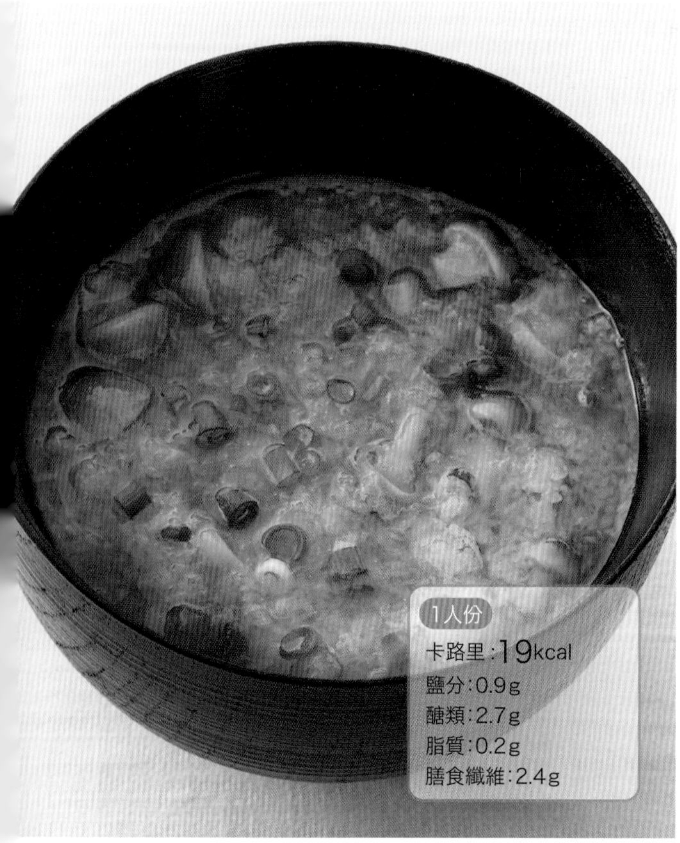

1人份
卡路里:19kcal
鹽分:0.9g
醣類:2.7g
脂質:0.2g
膳食纖維:2.4g

滑菇白蘿蔔泥湯

透過滑菇的黏稠感與白蘿蔔泥來增加飽足感

材料(2人份)

滑菇…1包(100g)
白蘿蔔…3公分(100g)
高湯…1杯
鹽…¼小匙
萬能蔥(青蔥)…適量

作法

❶把滑菇迅速洗一下，稍微去除黏液。把白蘿蔔磨成泥狀後，瀝乾。
❷將鍋中的高湯煮沸，加入①，煮到沸騰後，撒上鹽。
❸裝盛到容器中，撒上切成細段的萬能蔥。

(檢見崎聰美)

牛蒡白味噌濃湯

含有豐富膳食纖維與異黃酮的溫和湯品

1人份
卡路里:150kcal
鹽分:1.2g
醣類:13.2g
脂質:6.9g
膳食纖維:4.0g

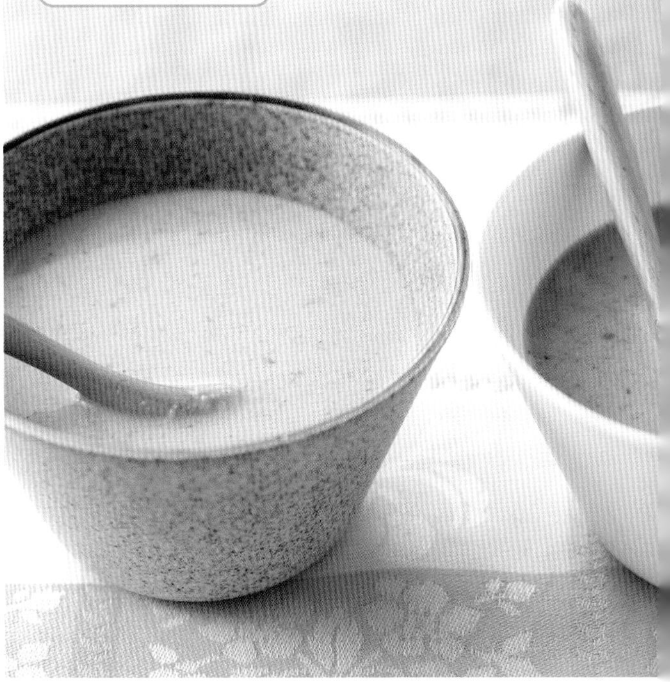

材料(2人份)

牛蒡…½根(100g)
日本大蔥…½根(50g)
奶油、麵粉…各1大匙
A | 水…¾杯
　| 法式清湯粉…½小匙
豆漿…¾杯
白味噌…⅔大匙

作法

❶將牛蒡和日本大蔥斜切成薄片，把牛蒡泡在水中，去除澀味。
❷用奶油來炒已瀝乾的①，炒到變軟後，加入麵粉，充分翻炒，直到麵粉與食材融合。
❸將A加到②中煮沸，燉煮約3分鐘後，關火，讓熱氣消散。
❹使用攪拌機來攪拌③，倒回鍋中，加入豆漿，以及已溶解的白味噌。 (野口律奈)

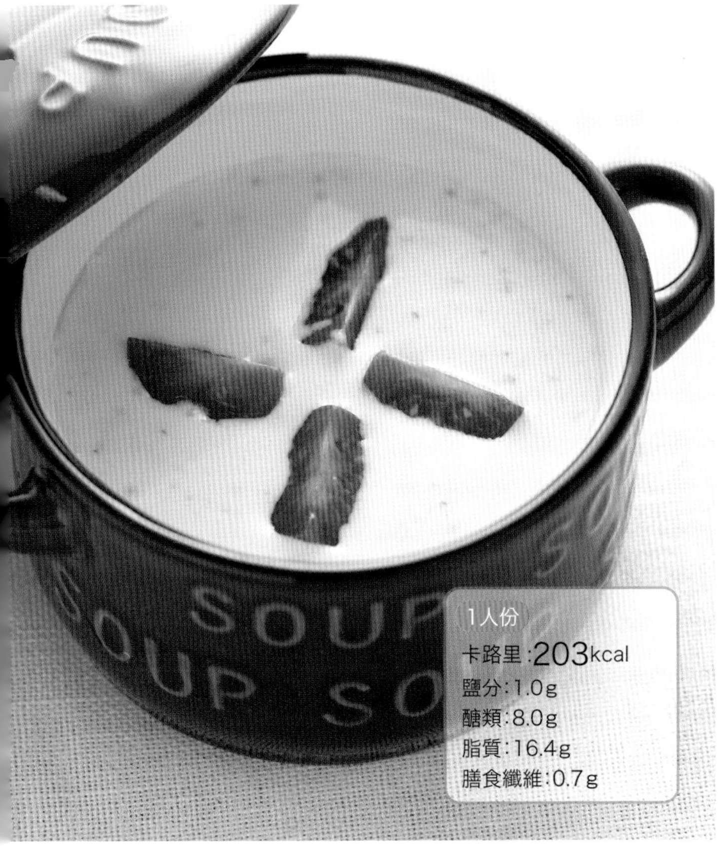

1人份
卡路里:203kcal
鹽分:1.0g
醣類:8.0g
脂質:16.4g
膳食纖維:0.7g

優格湯

屬於冷湯。很適合在夏天與食慾不振時喝

材料(2人份)

小黃瓜…1根
A | 鹽、蒔蘿…各少許
　| 橄欖油…1小匙
B | 優格…1杯
　| 鮮奶油、水…各¼杯
　| 肉汁清湯(bouillon)粉…1小匙
　| 檸檬汁…少許
小番茄…2顆

作法

❶把小黃瓜磨成泥，與A混合，靜置5分鐘。
❷把①和B放入碗中，攪拌均勻。
❸倒入容器中，放上切成4等分的小番茄來當作裝飾。
(野口律奈)

Part2

【萬全對策②用餐的訣竅與美味食譜】

透過飲食來治療！有助於消除逆流性食道炎的美味食譜

何謂用來改善逆流性食道炎的飲食生活的原則

應避免攝取會造成消化不良的食物、刺激性強烈的食物

由於逆流性食道炎的起因為，含有胃酸的胃液逆流到食道，所以必須特別留意，避免過度攝取會促進胃液分泌的食物。

重點在於，要盡量避免會造成消化不良的食物、刺激性強烈的食物、飲料，容易使胃酸大量分泌的餐點。

不要暴飲暴食，只吃八分飽，零食也應盡量少吃。為了避免用完餐後就立刻躺下，所以在睡前2小時就不要再吃東西了。

食譜的挑選重點為，口味清淡，口感柔軟滑順

在製作料理時，必須選擇口味清淡、口感柔軟滑順的菜色。在烹調時，也請多留意下列這些事項吧。

①選擇口感柔軟、滑順的料理（燉煮料理、冷凍料理、豆腐泥拌菜、勾芡料理）

②多留意食材的切法（去皮、切得又薄又細）

③讓食材表面呈現良好口感、滑順口感（增添黏稠感）

④將食材烹調成能輕易壓碎的軟度。

另外，也要留意水分的攝取，吃含有較多水分的食物，像是湯類，並勤快地補充水分。

用餐時，每一口的分量不要太多，充分咀嚼後再吞下，減緩食物對黏膜造成的「衝擊」吧。

逆流性食道炎患者應避開的食物、飲料

最好避開的食物

穀物類	玄米、薯類、麻糬類、紅豆飯、拉麵
魚類	鰻魚等脂肪較多的魚、章魚、花枝、貝類(沒有使其變軟就直接吃的情況)
肉類	肥肉較多的牛肉、豬肉
蛋類	筋子(鹽漬鮭魚卵)、鱈魚子
乳製品	鮮奶油
豆類	大豆、紅豆等較硬的豆類
蔬菜類	生洋蔥、大蒜、薄荷等香味強烈的蔬菜
水果	夏蜜柑、檸檬、果乾
油類	豬油、牛油
辛香料	辣椒、黃芥末醬、山葵
飲料	碳酸飲料、含有咖啡因的飲料(咖啡、紅茶)、能量飲料、酒精飲料(啤酒、白酒)
甜點	很甜的和菓子、巧克力、蛋糕、豆沙
烹調方式	油炸

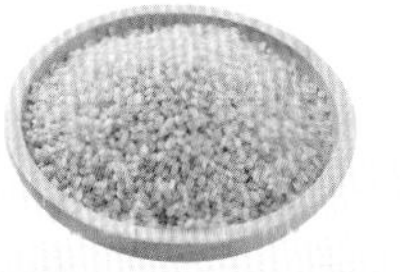
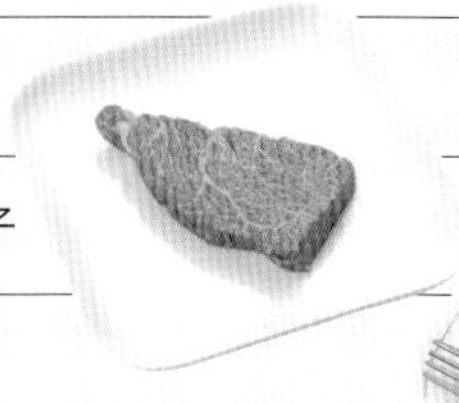
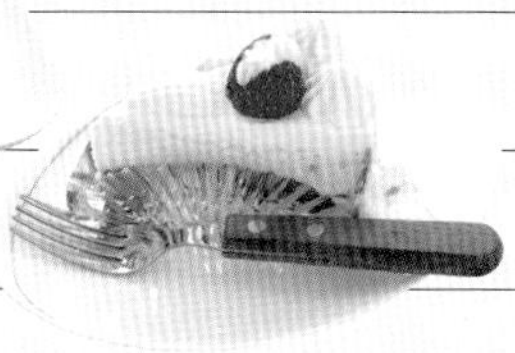
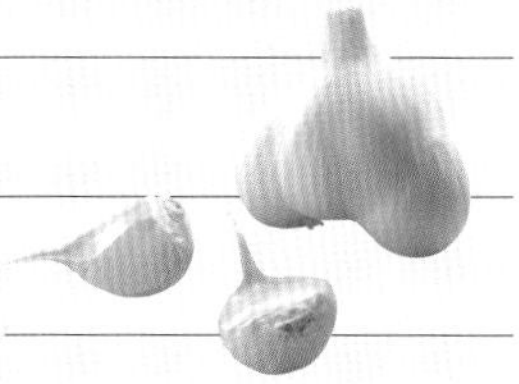
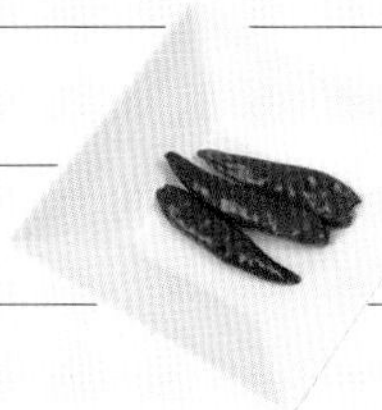
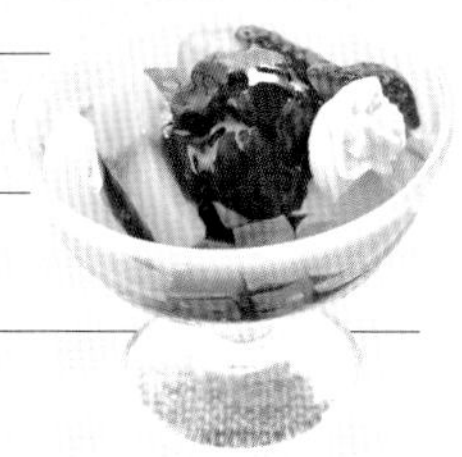

逆流性食道炎患者應避開的食物包含：會提昇胃酸分泌量，使食物停留在胃部時間變長的高脂肪食品、刺激性較高的食品和飲料、會對食道造成刺激的酒精類。

應避開脂肪含量較多的食品、太甜的食物

含有較多脂肪的食品，會提昇胃酸分泌量，使逆流性食道炎惡化。

由於與其他養分相比，脂肪比較難消化，所以胃酸的分泌量會增加，食物停留在胃部的時間會變長，對胃部造成負擔。

脂肪較多的牛肉與豬肉、鰻魚這類脂肪含量較高的魚類，都會對胃部造成負擔。

乳製品當中的鮮奶油、油類當中的豬油、牛油等，都是需要留意的食品。

處於堅硬狀態的食品（很硬的豆子、堅硬狀態的章魚、花枝、貝類等），也最好要避開。

刺激性強烈的食品會對胃壁造成刺激。這類食品包含了，辣椒、黃芥末醬、山葵等辛香料，以及太甜的甜點（太甜的和菓子、豆沙、巧克力、蛋糕）等。

油炸食品也會造成胃部的負擔。

逆流性食道炎患者應優先攝取的養分與食品

有助於改善逆流性食道炎的養分與食品

含有很多果膠的蔬菜

豌豆(100g)	2.5g
甜椒(100g)	0.6g
馬鈴薯(100g)	0.5g
茄子(100g)	0.4g
胡蘿蔔(100g)	0.4g

果膠能讓乳酸菌這種好菌繁殖，具備「調整腸道狀態，消除便秘症狀」的作用。

含有很多鈣質的蔬菜

小松菜(80g・⅓把)	136mg
長蒴黃麻(50g・½包)	130mg
烘焙芝麻(10g・1大匙多)	120mg
油菜(60g・⅓把)	96mg
青江菜(80g・1株)	80mg

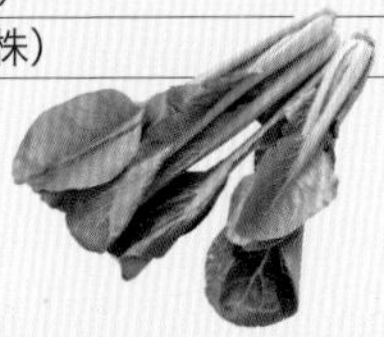

含有很多鈣質的魚貝類

西太公魚(70g・4條)	315mg
蝦乾(3g・½大匙)	213mg
油漬沙丁魚罐頭(50g・½罐)	175mg
香魚(70g・1條)	175mg
柳葉魚(50g・2條)	165mg

含有很多鈣質的大豆製品

烤豆腐(100g・⅓塊)	150mg
油豆腐(60g・⅓片)	144mg
炸豆腐餅(飛龍頭)(50g・中型1個)	135mg
木綿豆腐(板豆腐)(150g・½塊)	129mg
凍豆腐(乾燥)(15g・1片)	95mg

含有很多維生素U的蔬菜

青花菜(100g)	590μg
蘆筍(100g)	400μg
高麗菜(100g)	350μg
白蘿蔔(100g)	260μg
青椒(100g)	180μg

維生素U具備抑制胃酸分泌等黏膜保護作用。由於蔬菜中的含量很多，且怕熱，所以加熱時，請迅速地汆燙或快炒吧。

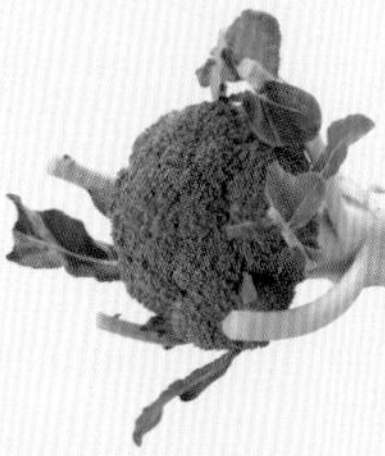

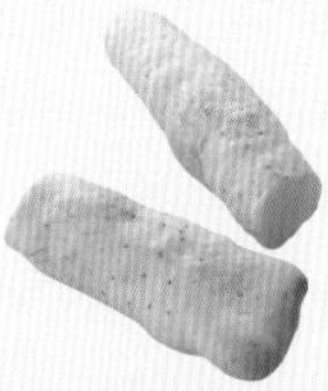

含有很多黏液素的食品

納豆　山藥　秋葵　落葵
滑菇　長蒴黃麻

黏液素的作用為，保護胃壁，修復受損的黏膜。另外，黏液素中含有蛋白質分解酵素，生吃這類食品可以促進蛋白質的消化。

含有很多果膠的水果

蘋果(100g)	1.2g
黑加侖(100g)	1.1g
李子(100g)	0.9g
桃子(100g)	0.7g
杏桃(100g)	0.7g

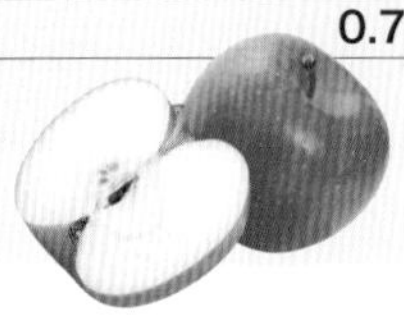

能夠抑制胃酸分泌，保護黏膜的養分與食品

那麼，罹患逆流性食道炎的人，應該以何種方式來吃哪些食物呢？

來介紹有助於改善逆流性食道炎的養分與食物吧。

上面所列舉的是，有助於改善逆流性食道炎的養分，以及含有那些養分的食品。

●維生素U

高麗菜等食物中所含有的維生素U，具備「抑制胃酸分泌，保護黏膜」的作用。

雖然蔬菜中的維生素U含量很多，但由於怕熱，所以請生吃，或是在烹調方式上多留意，採用迅速汆燙或快炒的方式吧。

●黏液素

納豆與山藥中所含有的黏液素，具備「保護、修復胃部受損黏膜」的作用。

●果膠

蘋果等食物中所含有的果膠，具備「調整腸道環境，消除便秘症狀」的作

含有很多褐藻醣膠的食品

海帶(5㎝見方·2g)	0.542g
乾燥羊棲菜(1人份·10g)	5.18g
海帶芽(風乾)(1人份·2g)	0.654g
紫菜(1片·4g)	1.248g

褐藻醣膠具備「保護胃部黏膜、修復胃壁」的作用。另外，也能阻止幽門螺旋桿菌附著在胃壁。能有效預防胃病。

含有很多β-胡蘿蔔素的食品

長蒴黃麻(1包·83g)	8300μg
西洋南瓜(燉煮料理1人份·135g)	5265μg
胡蘿蔔(中型1條·180g)	12420μg
茼蒿(1把·198g)	8910μg
明日葉(1把·176g)	9328μg

β-胡蘿蔔素會轉變為細胞膜成分之一的維生素A，且能藉由抗氧化作用來抑制細胞發炎。

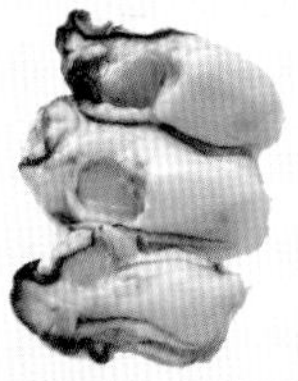

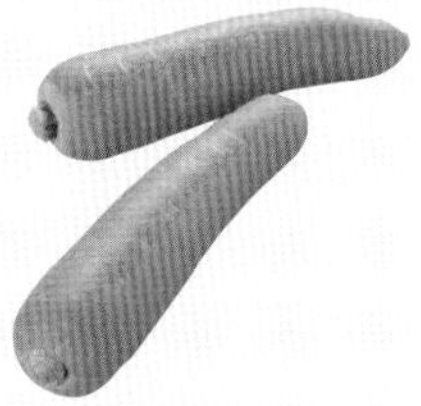

含有很多鋅的食品

牡蠣(貝類)(去殼的肉1個·20g)	2.64mg
和牛(腿肉、瘦肉)(薄切肉片1片·50g)	2.25mg
豬肝(韭菜炒豬肝1人份·50g)	3.45mg
蒲燒鰻魚(1串·80g)	2.16mg
豬肉(烤腿肉)(薄切肉片1片·30g)	0.93mg

在細胞生長過程中，鋅是不可或缺的礦物質之一，而且能促進胃黏膜的治癒。

含有很多鈣質的乳製品

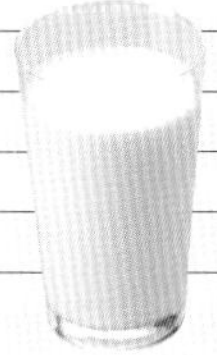

牛奶(210g·1杯)	231mg
高達起司(20g)	136mg
加工起司(20g)	126mg
優格(100g·½杯)	120mg
卡芒貝爾起司(20g)	92mg

含有很多維生素D的食品〈魚類〉

鮭魚(1片·80g)	25.6μg
沙丁魚乾(1條·30g)	15.0μg
秋刀魚(1條·淨重100g)	14.9μg
鰈魚(小型1條·淨重100g)	13.0μg
魩仔魚乾(半乾燥品)(10g)	6.1μg

含有很多維生素D的食品〈蘑菇〉

乾香菇(2個·6g)	0.8μg
木耳(乾燥品)(2片·2g)	1.7μg

因骨質疏鬆症而導致脊椎彎曲，形成駝背的話，就容易引發逆流性食道炎。為了預防這種情況發生，攝取鈣質與維生素D是很重要的。

含有消化酵素的食品

〈脂酶〉	芹菜　胡蘿蔔
〈蛋白酶〉	苦瓜　鳳梨　梨子
〈澱粉酶〉	薑　蕪菁　奇異果　香蕉

只要攝取含有很多消化酵素的食物，就能促進消化，減緩胃部的負擔。

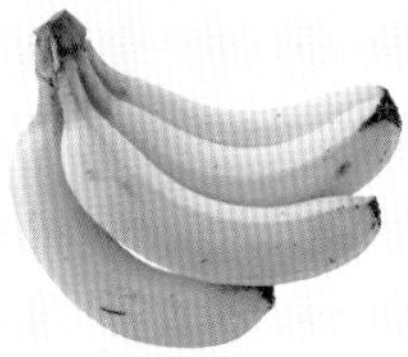

用。

●鈣質、維生素D

只要罹患骨質疏鬆症，脊椎就會彎曲，形成駝背，引發逆流性食道炎。為了強健骨骼，請積極地攝取鈣質與維生素D吧。

●消化酵素

吃含有脂酶、蛋白酶、澱粉酶等消化酵素的食品，來促進消化吧。

●褐藻醣膠

請積極地攝取海藻中所含有的褐藻醣膠，來保護、修復胃部黏膜吧。

●β-胡蘿蔔素

胡蘿蔔等食物中所含有的β-胡蘿蔔素，具備抗氧化作用，能夠抑制發炎症狀。

●鋅

鋅是細胞生長過程中不可或缺的礦物質。有助於胃黏膜的治癒。牡蠣、牛肉、豬肝等食物中的含量很多。

推薦的飲料、應避開的飲料

推薦的飲料 VS. 應避開的飲料

推薦的飲料

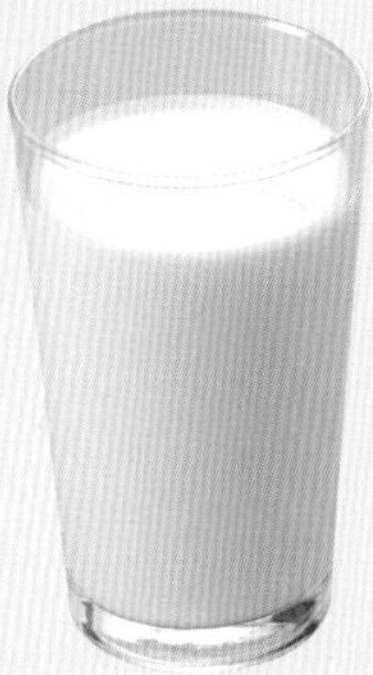

牛奶
可以保護胃部黏膜。請加熱來喝吧。

麥茶
麥茶不含咖啡因。也具有保護胃部黏膜的作用。

需要注意的飲料

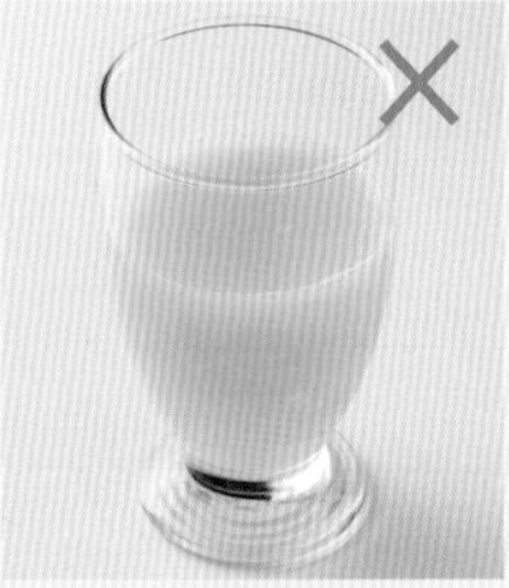

空腹時喝柑橘類果汁
早上一醒來就喝很酸的果汁的話，會引發胃食道逆流。

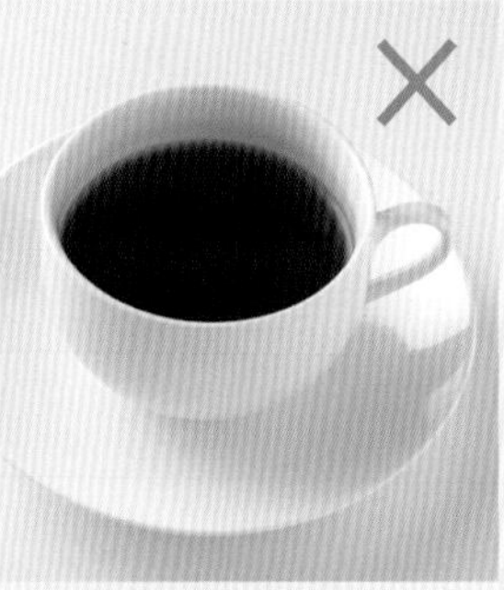

含有咖啡因的飲料
會刺激胃部，促進胃酸分泌。

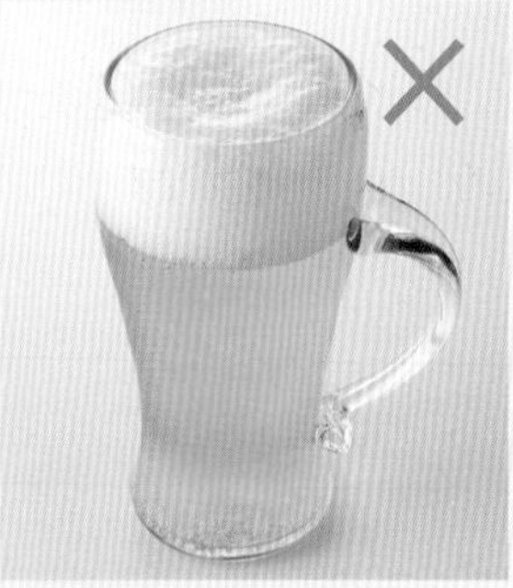

碳酸飲料
容易使人打飽嗝，並引發胃食道逆流。

能保護黏膜的飲料○
會促進胃酸分泌的飲料×

對逆流性食道炎患者來說，推薦的飲料為，能夠抑制胃酸作用，保護胃壁的飲料。最推薦的是牛奶，請選擇脂肪含量較少的產品吧。牛奶為鹼性，能夠減弱胃酸的作用。

尤其是熱牛奶，可以溫暖胃部，減輕胃部的負擔。

麥茶也很推薦。麥茶與綠茶不同，不含有會促進逆流性食道炎的咖啡因，反而具有保護胃部黏膜的作用。

相反地，最好要避開的是碳酸飲料，以及會促進胃酸分泌的含咖啡因飲料。不僅是咖啡，紅茶、濃綠茶、能量飲料等也都含有咖啡因。

另外，空腹時如果喝下很酸的果汁的話，就可能會引發胃食道逆流，所以早上建議不要喝柳橙汁。

能幫助消化的烹調方法與不易消化的烹調方法

能幫助消化的烹調方法與不易消化的烹調方法

調理方法	能幫助消化的烹調方法	不易消化的烹調方法
食材的切法	尺寸較小	尺寸較大
軟硬度	柔軟	堅硬
油的使用量	少	多

容易消化與不易消化的魚、肉、蛋類料理

食品	容易消化的料理	不易消化的料理
魚貝類	生魚片、燉魚、蒸魚、火鍋料理	乾貨、鹽辛、花枝、章魚、蒲燒鰻魚
肉類	燉煮雞肉丸子、涮瘦肉片	火腿、培根、炸豬排、烤肉
蛋類	玉子豆腐、滑蛋、半熟蛋、茶碗蒸	生蛋、全熟水煮蛋

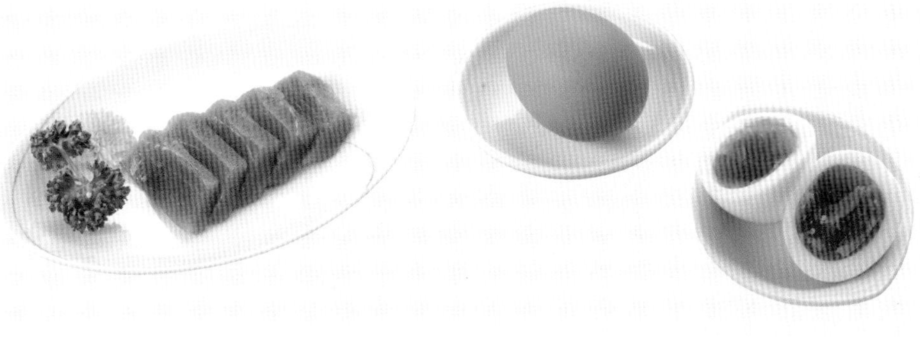

把食材切得較小，烹調得較軟，使用較少的油

當胃不舒服時，適合吃將食材盡量烹調得柔軟一點的料理。

盡量地把食材切得小一點吧。食材尺寸太大的話，會不容易消化。烹調時，請盡可能地設法讓食材變軟吧。

油的使用量也要少一點。

請避開脂肪含量較多的食材吧。

處理含有較多纖維的食材時，最好要將纖維切斷，或是磨成泥狀。

在魚、肉、蛋之類的料理中，可以分成胃不舒服時應避開的料理，以及推薦的料理。

在魚類料理中，生魚片和蒸魚都很推薦。乾貨、花枝、章魚，以及脂肪含量很高的蒲燒鰻魚，請避免食用吧。

在肉類料理當中，涮瘦肉片等料理很好，炸豬排與烤肉則要避開。

主菜

有助於消除逆流性食道炎的美味食譜

介紹對胃部很好的食譜，使用到的食材的養分有助於治療逆流性食道炎。請重新審視飲食生活，改善症狀吧。

烤麩高麗菜捲

高麗菜含有豐富的維生素U，可以保護胃部黏膜。
把這道經典的高麗菜料理做成低卡料理

材料(2人份)

豬牛混合絞肉…100g
高麗菜…4小片(160g)
烤麩…10個(6g)
新鮮香菇…2小片(20g)
洋蔥…⅓顆(50g)
番茄…⅓顆(40g)

A
- 酒…1大匙
- 鹽…⅓小匙
- 蛋液…⅕顆份
- 胡椒…少許

B
- 水…1杯
- 高湯粉…⅔小匙
- 高湯…¼杯
- 白酒…1大匙
- 味醂…1小匙
- 鹽…⅕小匙
- 胡椒…少許
- 月桂葉…1片

作法

❶將高麗菜汆燙後，泡入冷水中，然後去除菜心的堅硬部分。將切除的堅硬部分切碎。將烤烤麩泡水還原，擠出水分。去除香菇的菇柄底部後，切成5㎜的塊狀。把洋蔥切碎，放在耐熱盤上，包上保鮮膜，用微波爐加熱1分30秒後，去除熱氣。番茄去籽後，切成7～8㎜的塊狀。

❷將絞肉與A放入碗中，攪拌到產生黏性。加入①的碎高麗菜心、烤麩、香菇、洋蔥，繼續攪拌均勻。

❸將②的肉餅分成4等分，捏成米俵形狀後，放在①的高麗菜的菜心部份上，包起來。

❹讓③的包裹收尾處朝下，放入大小剛好的鍋子中排好，加入B與①的番茄，開火。沸騰後，蓋上鍋蓋，用小火燉煮20分鐘。

(服部幸應)

減少肉的分量，
加入低卡路里的烤麩來提升料理的分量

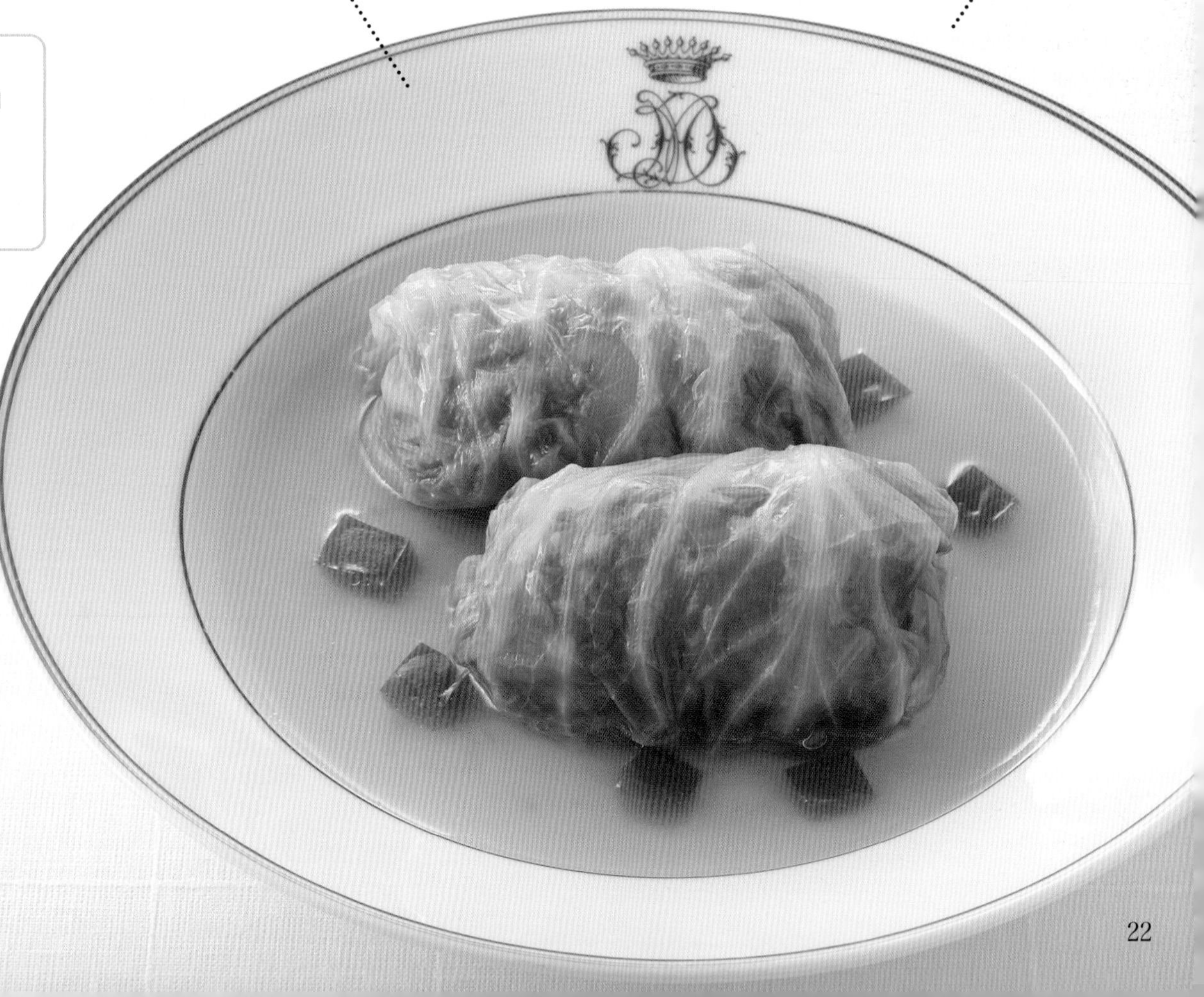

1人份
卡路里：205kcal
鹽分：2.2g
醣類：9.6g
脂質：10.5g
膳食纖維：2.6g

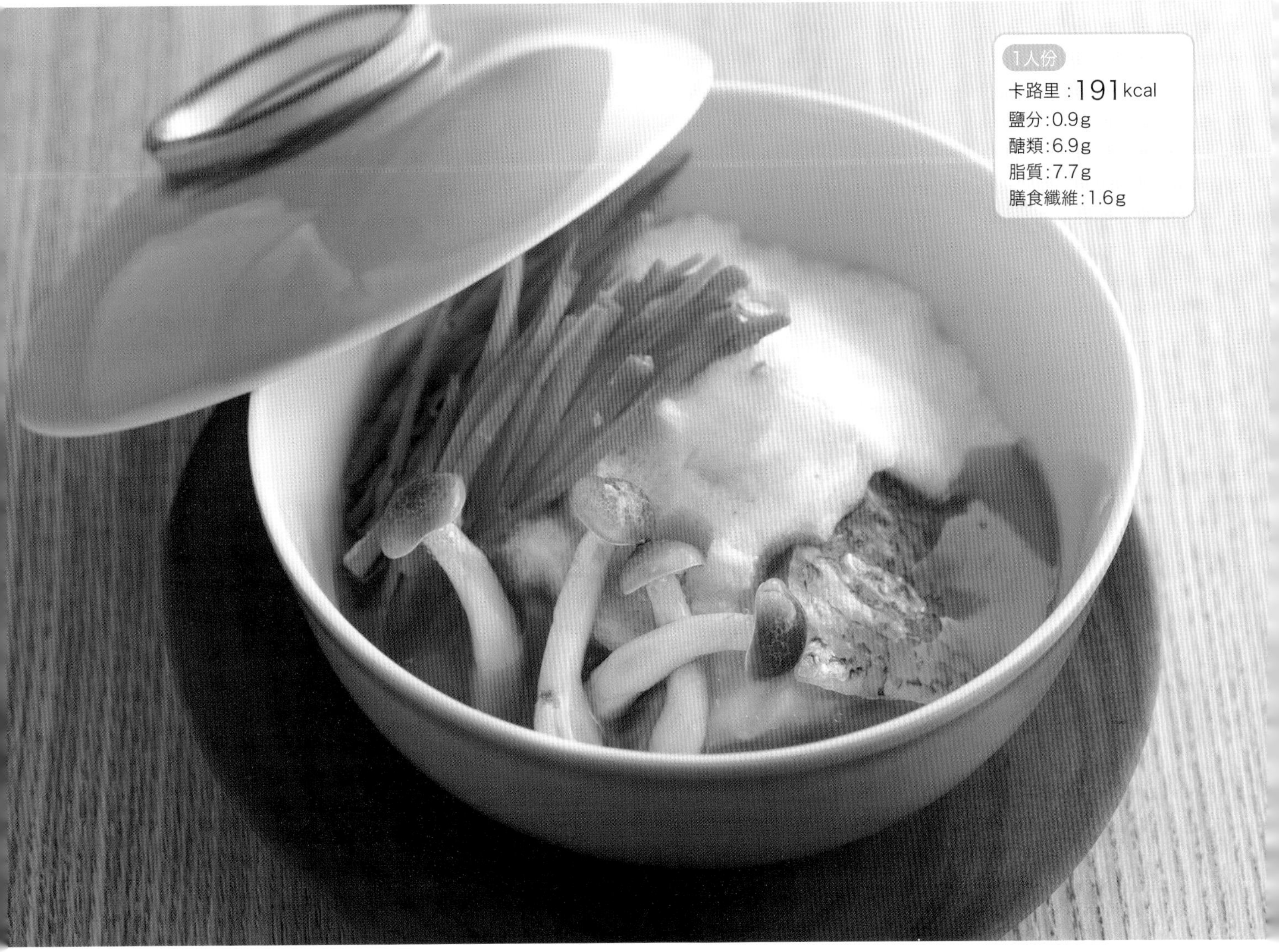

1人份
卡路里：191 kcal
鹽分：0.9g
醣類：6.9g
脂質：7.7g
膳食纖維：1.6g

蕪菁泥蒸鯛魚

把含有豐富膳食纖維的蕪菁磨成泥。一道充滿鯛魚鮮味的奢華料理

材料（2人份）

鯛魚…2片（160g）
蕪菁…1個（80g）
鴻禧菇…⅕包（20g）
胡蘿蔔…切成5公分長15g
豌豆…2片（4g）
昆布…4×10公分（3g）
酒…2小匙
蛋白…1顆份（15g）
A 高湯…¼杯
酒…2小匙
味醂…1小匙
醬油…1½小匙
太白粉…1⅔小匙

作法

①將1片鯛魚切成2、3等分，放在切成兩半的昆布上，灑上酒，靜置20分鐘。將蕪菁磨成泥。鴻禧菇去掉菇柄底部後，剝開來。胡蘿蔔與豌豆切成絲。
②將①的鯛魚連同昆布一起放入器皿中，蓋上蓋子，用中火蒸5分鐘。
③將蛋白充分攪拌，打成泡沫狀後，把①的蕪菁連同湯汁一起加進去，加入太白粉⅔小匙，攪拌均勻。
④打開②的蓋子，淋上③，放入①的鴻禧菇、胡蘿蔔、豌豆來作為配菜，再次蓋上蓋子，繼續蒸7分鐘。
⑤用鍋子把A煮沸後，先用2小匙的水來讓1小匙的太白粉溶解後，再加入鍋中來增添黏稠感。將其淋在蒸好的④上。

（秋山里美）

雞里肌與小黃瓜的葛煮

讓清爽的雞里肌增添黏稠感，提昇飽足感

材料(2人份)

雞里肌(去筋)…160g
小黃瓜…1根(80g)
日本大蔥…10公分(20g)
A | 高湯…1杯
醬油、酒…各¼小匙
胡椒…少許
太白粉…1小匙

作法

❶把雞里肌斜切成1口大小。
❷將小黃瓜的皮削成條紋狀，把長度切成4等分後，再縱向切成4條。將日本大蔥縱向切成4條後，再切丁。
❸將A放入鍋中，開中火，煮到沸騰後，加入①。等到顏色改變後，加入②，煮2～3分鐘，關火。用2倍的水來溶解太白粉後，加入鍋中，增添黏稠感。

(檢見崎聰美)

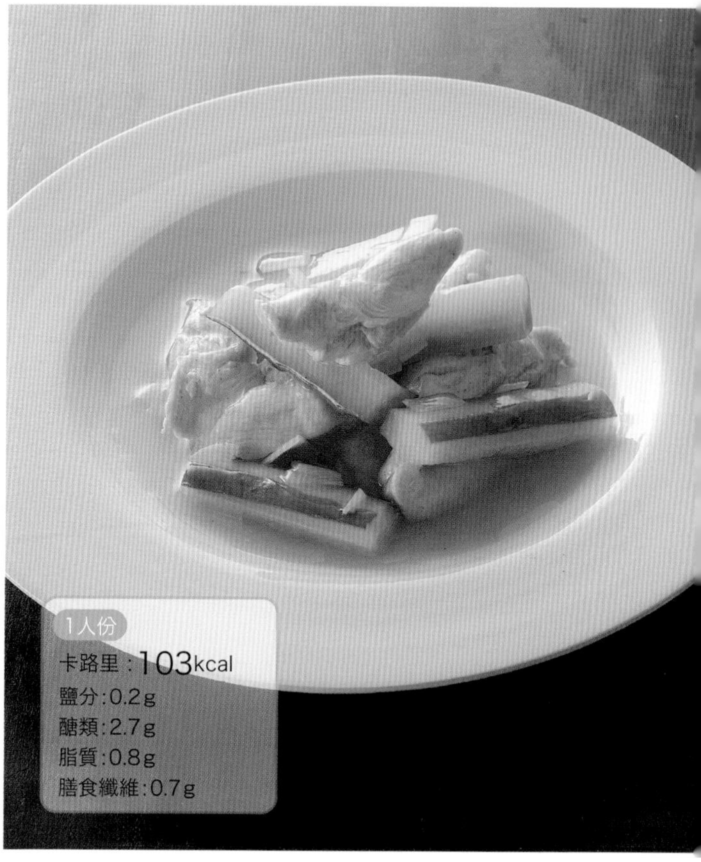

1人份
卡路里：103kcal
鹽分：0.2g
醣類：2.7g
脂質：0.8g
膳食纖維：0.7g

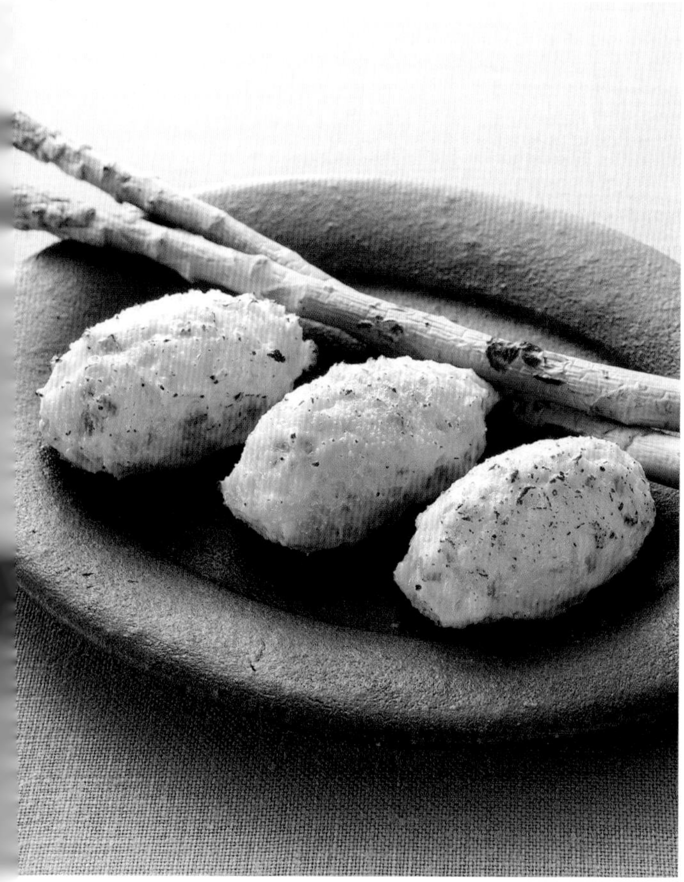

加了蔬菜的烤雞肉丸子

混合了大量切碎蔬菜的雞肉丸子非常營養

材料(2人份)

雞絞肉(去皮雞胸肉)…150g
胡蘿蔔…3公分(30g)
蓮藕…3公分(30g)
綠蘆筍…4根(60g)
A | 鹽…⅙小匙
胡椒…少許

作法

❶將胡蘿蔔、蓮藕切丁。
❷把①和A加到雞肉中攪拌。
❸將②分成6等份，調整形狀，用小烤箱烤7～8分鐘。蘆筍也一起烤，當作配菜。

(檢見崎聰美)

1人份
卡路里：110kcal
鹽分：0.6g
醣類：3.7g
脂質：1.5g
膳食纖維：1.3g

方便的細絲昆布醃鮪魚

細絲昆布與滑菇都是含有豐富黏液素的黏稠食材

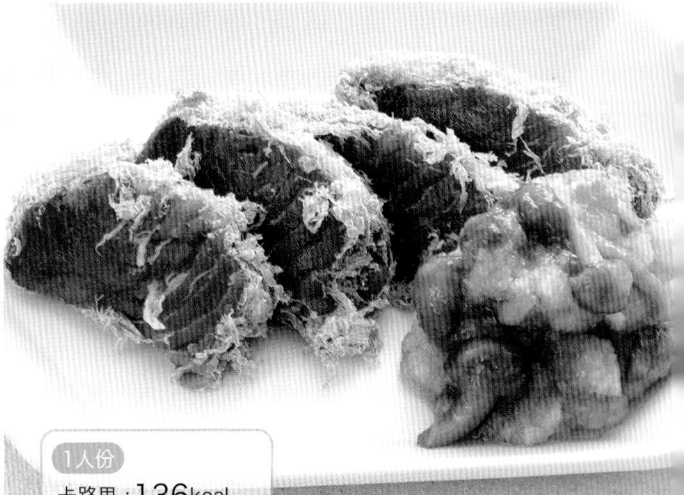

1人份
卡路里：136kcal
鹽分：0.7g
醣類：3.7g
脂質：1.4g
膳食纖維：2.4g

材料(2人份)

鮪魚(瘦肉、生魚片專用肉塊)…180g
細絲昆布…5g
滑菇…50g
白蘿蔔…3公分(120g)
A 高湯…1大匙
醬油…1小匙
味醂…½小匙

作法

❶擦掉鮪魚的水分後，均勻地塗上細絲昆布，放入冰箱中靜置20分鐘。滑菇稍微洗一下後，瀝乾。
❷將A放入鍋中煮沸，加入滑菇，稍微煮一下。等到熱氣散去後，將白蘿蔔磨成泥，稍微去除水分，拌入鍋中。
❸把鮪魚切成方便食用的大小，裝盛到器皿中，附上②作為配菜。

(金丸繪里加)

鰤魚燉白蘿蔔與小松菜的燉煮拼盤

分別將食材煮成清淡口味後，裝盛在一起，打造出健康料理
把香橙加到湯汁中，就能享受到果香

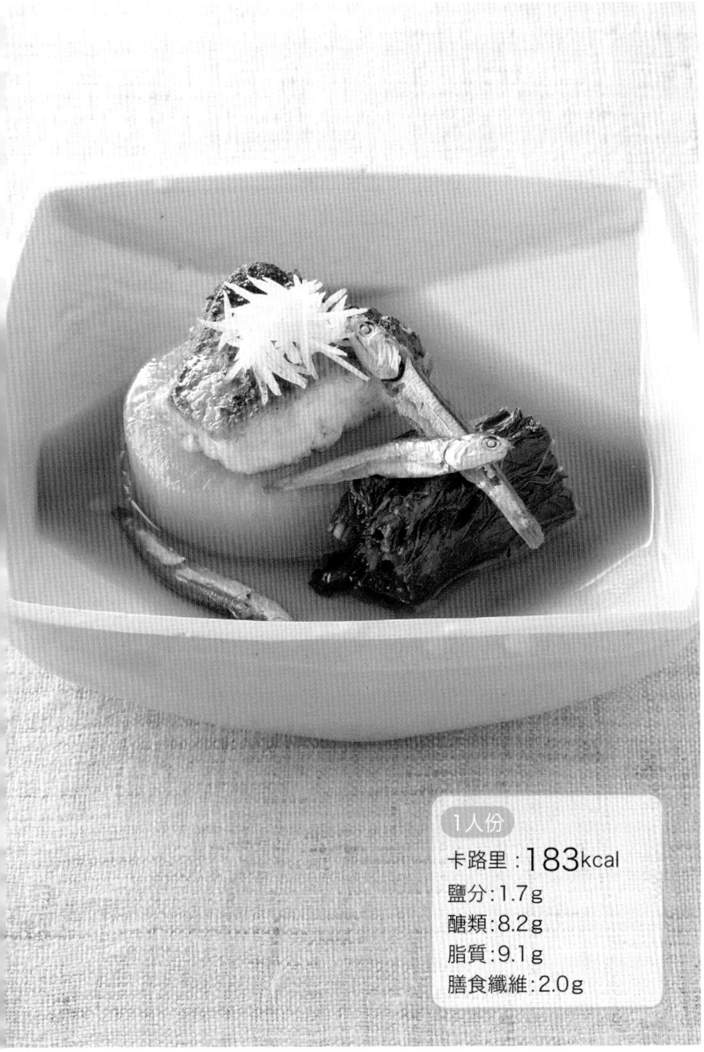

1人份
卡路里：183kcal
鹽分：1.7g
醣類：8.2g
脂質：9.1g
膳食纖維：2.0g

材料(2人份)

鰤魚…1片(100g)
白蘿蔔…4公分(120g)
小松菜…⅓把(100g)
A 小魚乾…10條(15g)
水…1½杯
鹽…1撮(0.3g)
低筋麵粉…少許
B 醬油、味醂…各1大匙
香橙(日本柚子)皮…適量

作法

❶將A混合在一起，靜置2小時以上，製作小魚乾高湯。如果可以的話，最好放置一晚。
❷將鰤魚切半，撒上鹽，靜置10分鐘，用紙巾擦掉滲出的水。
❸在②上撒滿低筋麵粉，拍掉多餘的粉後，放入聚四氟乙烯(鐵氟龍)加工的平底鍋中，用小火煎到兩面焦黃。
❹把白蘿蔔切成一半厚度，事先汆燙到可以輕鬆插入竹籤的軟度後，稍微洗一下，瀝乾。放入鍋中，加入①和B，煮7～8分鐘後，裝盛到器皿內。
❺將小松菜稍微汆燙過後，切成3公分長，再用④的湯汁稍微煮一下。
❻把③和⑤裝盛到④中，倒入湯汁。也要放入約3條小魚乾，放上用切成細絲狀的香橙皮製作而成的「針柚子」來當作裝飾。

(吉岡英尋)

番茄燉豆渣肉丸

用番茄來燉煮含有豆渣的肉丸，呈現出鬆軟的口感。也帶有飽足感，令人高興

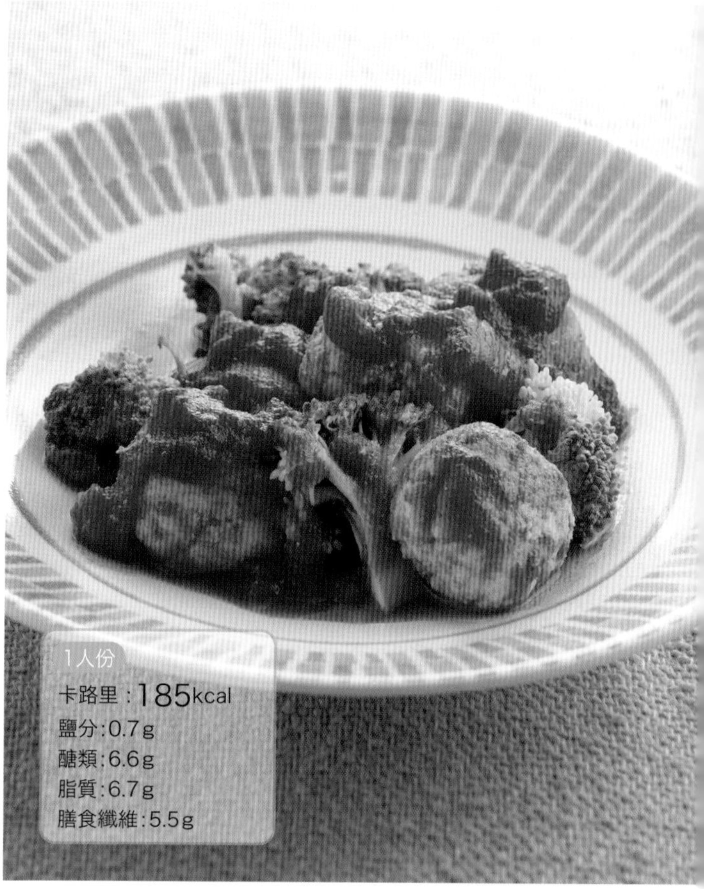
1人份
卡路里：185kcal
鹽分：0.7g
醣類：6.6g
脂質：6.7g
膳食纖維：5.5g

材料(2人份)

雞胸絞肉…120g

A ｜ 豆渣…½杯(50g)
　 ｜ 蛋液…½顆份

青花菜…½顆(60g)

橄欖油…½大匙

B ｜ 水煮番茄罐頭(切丁)…½罐(200g)
　 ｜ 高湯粉…½小匙
　 ｜ 砂糖…½大匙

鹽…少許(0.5g)

胡椒…少許

作法

❶將絞肉和A放入碗中攪拌均勻，捏成一口大小的球形，製作肉丸。把青花菜切成小朵。

❷將平底鍋中的油加熱，放入①的肉丸，一邊使其滾動，一邊煎。煎到表面顏色改變後，加入¾杯的水和B。

❸煮沸後，加入鹽、胡椒，蓋上鍋蓋，燉煮7～8分鐘。加入①的青花菜，繼續煮2～3分鐘。　(金丸繪里加)

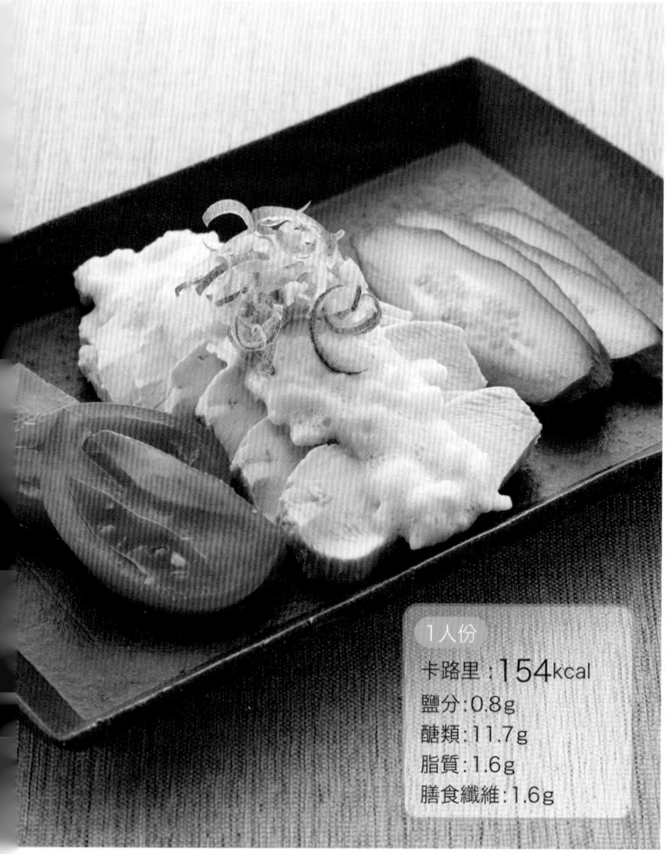
1人份
卡路里：154kcal
鹽分：0.8g
醣類：11.7g
脂質：1.6g
膳食纖維：1.6g

蒸雞肉佐山藥泥醬汁

雞胸肉熱量雖然低，但口感容易變得乾柴。在雞胸肉上淋上大和芋的汁，就能呈現出滑順口感。蘘荷要避免吃太多。

材料(2人份)

雞胸肉(去皮)…1小片(150g)

大和芋(山藥品種之一)…80g

小黃瓜…⅓條(30g)

番茄…⅓顆(50g)

蘘荷(日本薑)…1大個(20g)

A ｜ 熱水…¼杯
　 ｜ 酒…1大匙

B ｜ 高湯…¼杯
　 ｜ 醬油…½小匙
　 ｜ 鹽…⅙小匙

作法

❶將雞肉和A放入鍋中，蓋上鍋蓋，開中火。煮沸後，轉成小火，繼續蒸煮7～8分鐘。關火，放涼後，切成5㎜厚。

❷將大和芋去皮後，放在醋水中浸泡20分鐘，接著用水將黏液沖掉，擦乾水分。切成一口大小，放入塑膠袋中，用研磨棒等物用力拍打成泥狀後，加入B，進行攪拌。

❸把切成薄片的小黃瓜、切成半月形的番茄裝盛到①中，淋上②，附上先切成兩半後再切成細段的蘘荷。

(檢見崎聰美)

鱈魚治部煮

由低卡路里的鱈魚和茼蒿組合而成的金澤地區鄉土料理

材料(2人份)
新鮮鱈魚…2片(160g)
胡蘿蔔…30g
茼蒿…1把(淨重100g)
A | 高湯…1½杯
味醂、酒…各1大匙
醬油…將近1大匙
太白粉…適量

作法
❶將鱈魚切半，夾在紙巾中，去除多餘水分。胡蘿蔔切成棒狀長方形。把茼蒿的葉子摘掉。
❷把A放入鍋中混合，加入①的胡蘿蔔，煮到沸騰。
❸在鱈魚上撒滿太白粉後，加進②中，煮3～4分鐘。
❹加入①的茼蒿，稍為煮一下後，就可盛盤。
(金丸繪里加)

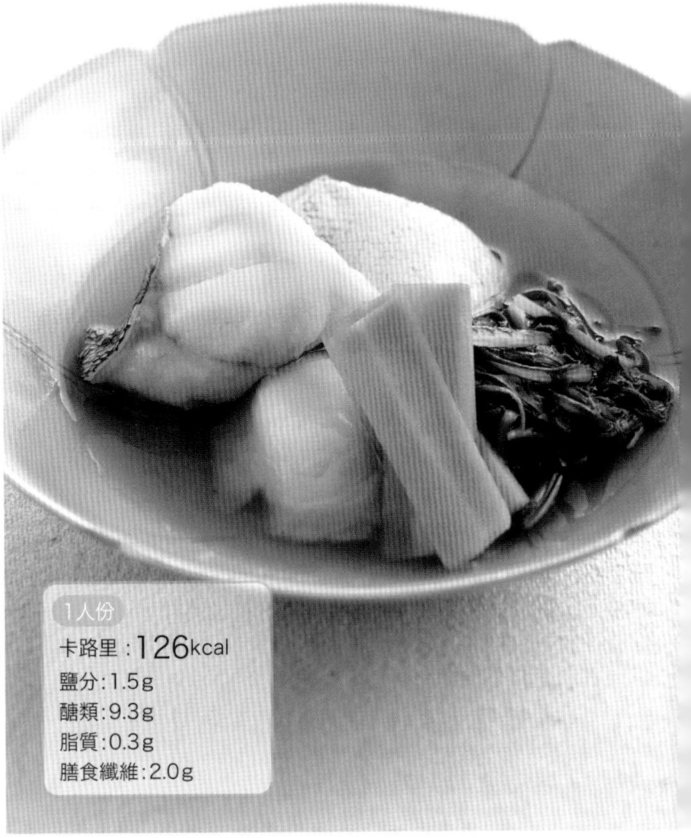

1人份
卡路里：126kcal
鹽分：1.5g
醣類：9.3g
脂質：0.3g
膳食纖維：2.0g

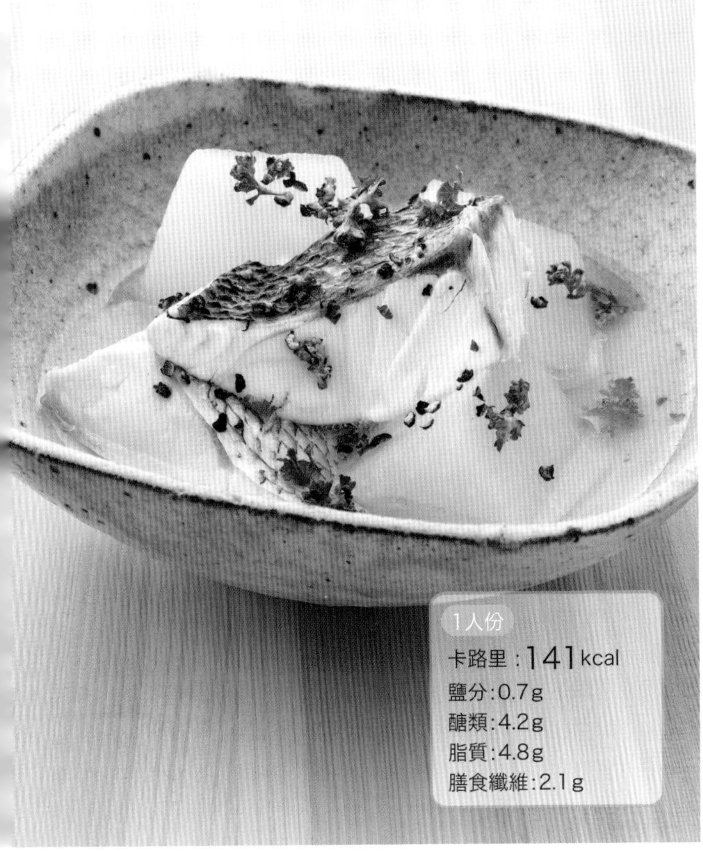

1人份
卡路里：141kcal
鹽分：0.7g
醣類：4.2g
脂質：4.8g
膳食纖維：2.1g

白蘿蔔燉鯛魚

可以深切感受到鯛魚美味的燉湯。使用較大的白蘿蔔來燉煮，飽足感也很夠。

材料(2人份)
鯛魚…2片(160g)
白蘿蔔…⅓根(300g)
A | 昆布(3×3公分)…1片
水…2杯
月桂葉…½片
鹽…⅙小匙
粗磨黑胡椒粉…少許
荷蘭芹(巴西利)…適量

作法
❶鯛魚切成兩半。白蘿蔔切成略大的一口大小。
❷將A放入鍋中，靜置20分鐘。等到昆布泡水還原後，加入白蘿蔔與月桂葉，開中火。煮到沸騰後，轉成小火，燉煮20～25分鐘，直到白蘿蔔變軟。
❸轉成中火，加入鯛魚，煮10分鐘後，撒上鹽巴。取出昆布，將料理連同湯汁一起裝盛到器皿中，撒上胡椒與切碎的荷蘭芹。
(檢見崎聰美)

配料很多的山藥泥

大和芋含有豐富的消化酵素。
做成配料很多的料理，營養均衡且有飽足感

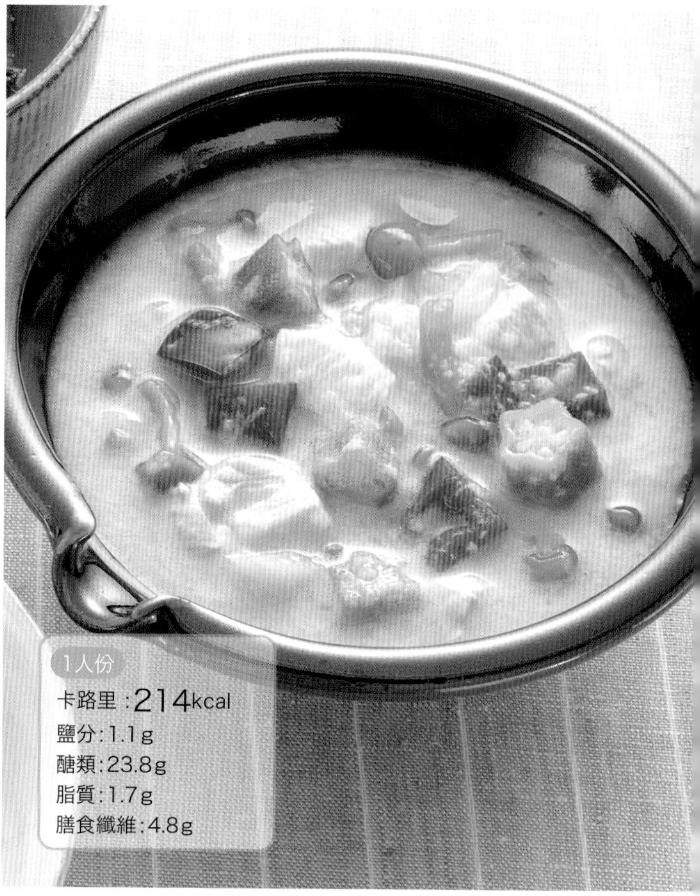

1人份
卡路里：214kcal
鹽分：1.1g
醣類：23.8g
脂質：1.7g
膳食纖維：4.8g

材料（2人份）

大和芋（山藥品種之一）…150g
雞胸肉（去皮）…150g
甜椒（紅）…¼個（50g）
蓮藕…40g
滑菇…½包（50g）
秋葵…5根（50g）
A 高湯…1杯
　鹽、醬油…各¼小匙

作法

❶雞肉切丁（1.5公分），甜椒切丁（1公分）。蓮藕切丁（1公分）後，用水洗乾淨。滑菇要稍微洗一下。秋葵切成1公分寬。
❷將A放入鍋中混合，煮沸，加入①的雞肉，等到雞肉熟透後，加入①的其餘食材，煮到沸騰後，關火，讓溫度降到跟體溫差不多。
❸用研磨碗將大和芋磨碎。慢慢地逐步加入②的湯汁來稀釋濃度，加入配料，迅速攪拌一下。（檢見崎聰美）

非油炸的炸雞

由於不是用炸的，而是用煎的，所以脂質與卡路里都會大幅降低。
即使冷掉也很好吃。

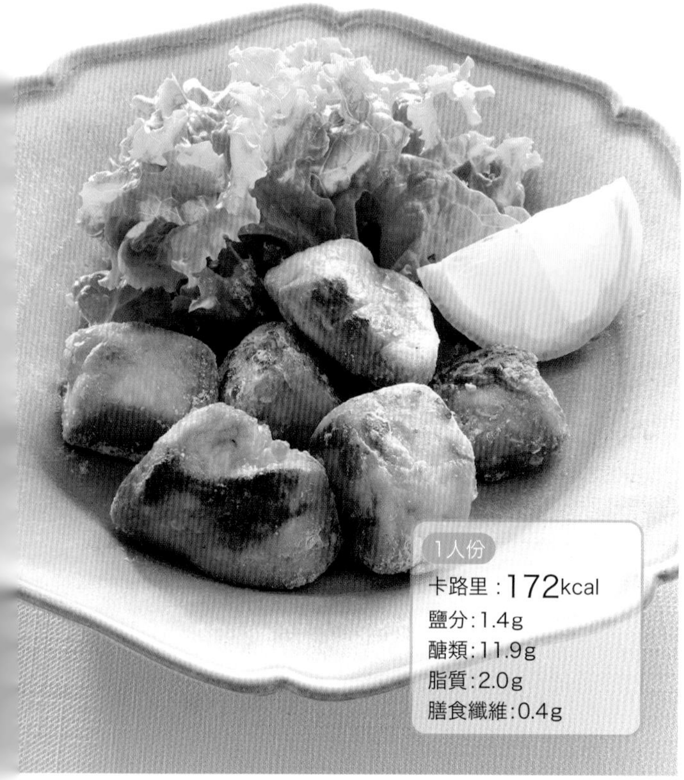

1人份
卡路里：172kcal
鹽分：1.4g
醣類：11.9g
脂質：2.0g
膳食纖維：0.4g

材料（2人份）

雞胸肉（去皮）…1片（200g）
鹽、胡椒…各少許
A 大蒜（泥狀）、薑（泥狀）
　…各½小匙
　醬油、味醂…各2小匙
太白粉…2大匙
綠皺葉萵苣、檸檬…各適量

作法

❶將雞肉切成一口大小，撒上鹽、胡椒。加入A，搓揉雞肉，靜置15分鐘。
❷稍微去除①的水分後，撒滿太白粉。
❸在聚四氟乙烯（鐵氟龍）加工的平底鍋中，鋪上依照平底鍋直徑來裁切的料理紙，開中火。把②放入鍋中排好，蓋上鍋蓋，一邊中途翻面，一邊煎10～15分鐘。
❹煎到雞肉裡面熟透後，就可盛盤，附上綠皺葉萵苣、切成梳子狀的檸檬（裝飾用）。（牛尾理惠）

味噌燉紅金眼鯛與秋葵

秋葵含有名為黏液素的黏稠成分，能使湯汁增添黏稠感

材料(2人份)

紅金眼鯛…2小片(140g)
洋蔥…½顆(100g)
秋葵…4根(40g)
A 高湯…1¼杯
味噌…2小匙

作法

❶將紅金眼鯛切成兩半。洋蔥切成4等份的梳子狀。
❷秋葵切成細段。
❸將A放入鍋中，用中火煮到沸騰，加入①，蓋上小鍋蓋，燉煮10～12分鐘。
❹等到鯛魚熟透後，再加入②，煮到沸騰。

(檢見崎聰美)

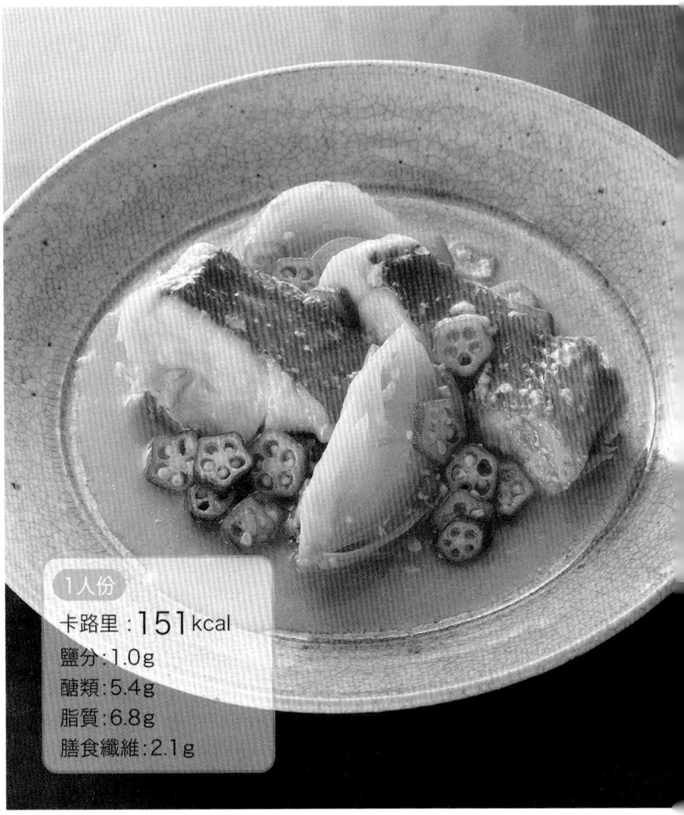

1人份
卡路里：151kcal
鹽分：1.0g
醣類：5.4g
脂質：6.8g
膳食纖維：2.1g

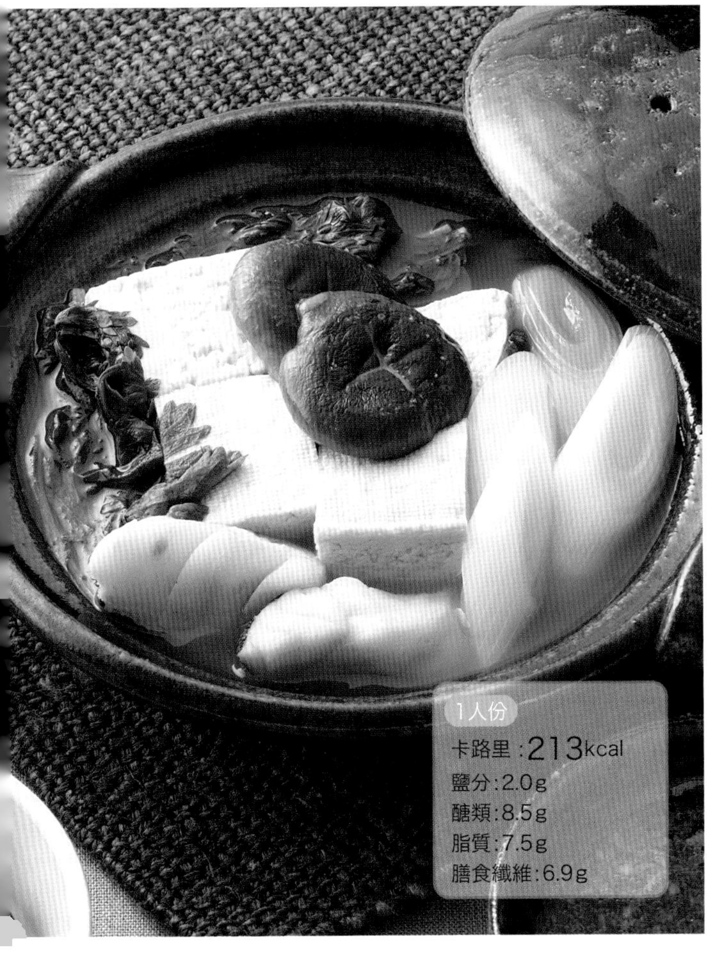

1人份
卡路里：213kcal
鹽分：2.0g
醣類：8.5g
脂質：7.5g
膳食纖維：6.9g

湯豆腐

可以攝取到魚肉、豆腐、蔬菜，既營養均衡又好消化的經典料理

材料(2人份)

木綿豆腐(板豆腐)…1塊
鱈魚片…2片
日本大蔥…1根
茼蒿…1把
香菇…4朵
高湯用昆布…5公分見方1片

A 切碎的日本大蔥…½根份
醬油…3大匙
柚子醋(和風沙拉醬)…1大匙
芝麻油…1小匙

作法

❶將水與高湯專用昆布放入鍋中，靜置30分鐘以上。
❷將A混合，製作沾醬。
❸豆腐切成6～8等份，日本大蔥斜切成段，把茼蒿的莖部堅硬處切除後，再切成兩半。在香菇的菇傘上切出十字形切口。
❹將鱈魚切成一口大小，放入瀝水盆中，淋上熱水。
❺將①加熱，在快要沸騰前取出昆布，加入④，再次煮到沸騰後，把浮沫撈掉，加入③，將其煮熟。吃的時候，可以沾②的沾醬。

(野口律奈)

羊棲菜與南瓜的寄豆腐

在這道料理中，可以品嘗到南瓜的甜味，以及充分呈現出高湯味道的溫和芡汁。讓薑溶進芡汁中，減輕刺激感。好好享受其風味吧。

材料(2人份)
木棉豆腐(板豆腐)
…1塊(300g)
羊棲菜(乾燥)…2g
南瓜…40g
蛋…1顆

A 高湯…4大匙
醬油…1½小匙
味醂…1小匙

太白粉…⅔小匙
山芹菜(只用葉子)…2片
薑(泥狀)…½片份(4g)

作法
❶用紙巾把豆腐包起來，把重物放在豆腐上面，壓30分鐘～1小時，去除水分。將羊棲菜泡在熱水中20分鐘，使其還原後，稍微汆燙一下。把南瓜切丁(5mm)後，稍微汆燙一下。
❷將①的豆腐放入碗中，用湯匙弄碎，加入羊棲菜、南瓜、打好的蛋液，攪拌均勻。
❸把分成2等份的②放入耐熱容器中，輕輕地蓋上保鮮膜，放入微波爐中，一邊觀察情況，一邊加熱2分鐘。
❹將A放入鍋中，開火。煮到沸騰後，先用1⅓大匙的水來讓太白粉溶解，再以慢慢畫圓的方式加入該溶液，增加黏稠感。
❺在器皿上將③翻過來，取出內容物，淋上④，附上山芹菜和薑泥。

(秋山里美)

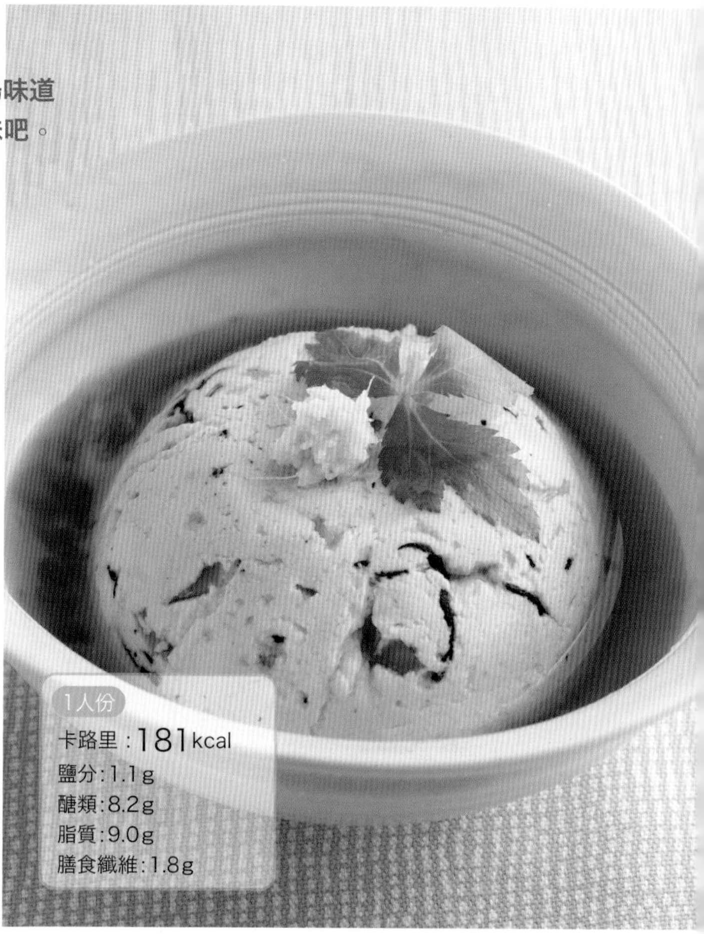

1人份
卡路里：181kcal
鹽分：1.1g
醣類：8.2g
脂質：9.0g
膳食纖維：1.8g

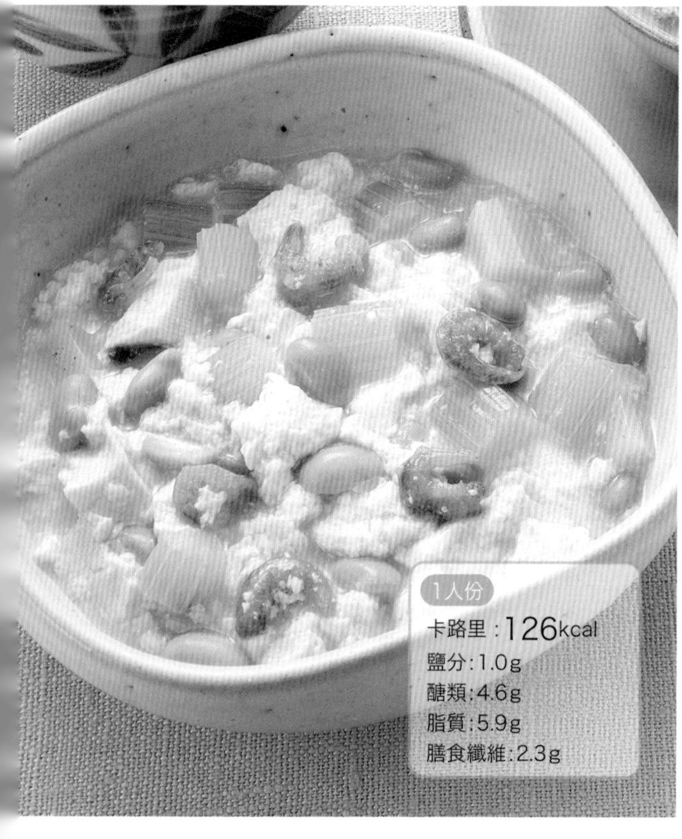

1人份
卡路里：126kcal
鹽分：1.0g
醣類：4.6g
脂質：5.9g
膳食纖維：2.3g

豆腐與蝦乾的薄葛煮

含有豐富的優質蛋白質與膳食纖維。
稍微加上一點黏稠感來製作出口感滑順的料理

材料(2人份)
木棉豆腐(板豆腐)
…⅔塊(200g)
蝦乾…1大匙(6g)
芹菜…1根(80g)
毛豆(帶殼)
…100g(淨重50g)

A 熱水…¾杯
雞湯塊…⅛塊

B 鹽、胡椒…各少許
蠔油…½小匙

太白粉…1小匙

作法
❶將蝦乾泡在¼杯的熱水(不包含在材料表中)中30分鐘，使其還原。芹菜切成1.5公分的塊狀。毛豆汆燙後，從外殼中取出。
❷把①的蝦乾、泡過蝦乾的水、A放入鍋中加熱，一邊將豆腐弄碎，一邊加進鍋中。煮到沸騰後，加入芹菜與毛豆，再煮2～3分鐘，用B來調味。
❸用2小匙的水來讓太白粉溶解後，以慢慢畫圓的方式把太白粉溶液加入鍋中，稍微增加黏稠感。

(檢見崎聰美)

蝦泥與高麗菜、蘆筍的滑蛋料理

把含有豐富維生素U的蔬菜組合起來。透過滑蛋來呈現出，雖然調味較清淡，但卻有層次的味道。

材料(2人份)

蝦子(帶殼)…3隻(淨重60g)
高麗菜…3片(180g)
綠蘆筍…1把(100g)
雞蛋…2顆
酒…1小匙
A 高湯…½杯
味醂、醬油…各1小匙
鹽…少許

作法

①去除蝦子的蝦殼與腸泥後，用菜刀稍微拍碎，撒上酒。高麗菜切成較大塊，把蘆筍較硬的部分切除後，斜切成段。

②將A放入鍋中煮沸，加入高麗菜、蘆筍，蓋上鍋蓋，沸騰後，用小火煮5分鐘。放入蝦子，使其分散於鍋中各處，蓋上鍋蓋，繼續煮2～3分鐘，以慢慢畫圓的方式加入打好的蛋液，蓋上鍋蓋，關火，把蛋燜到想要的硬度。 (岩崎啓子)

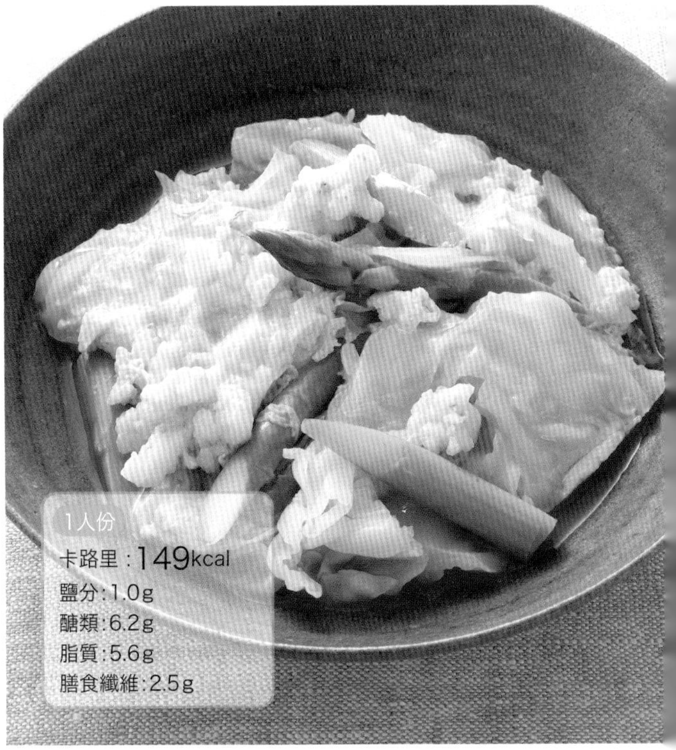

1人份
卡路里：149kcal
鹽分：1.0g
醣類：6.2g
脂質：5.6g
膳食纖維：2.5g

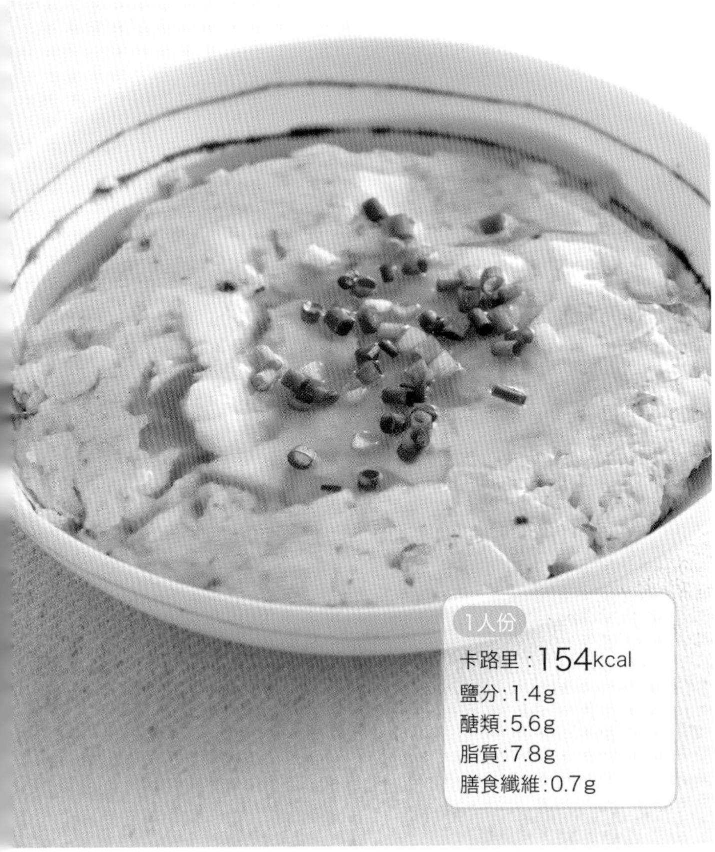

1人份
卡路里：154kcal
鹽分：1.4g
醣類：5.6g
脂質：7.8g
膳食纖維：0.7g

豆腐芙蓉蛋

加入營養價值高且含有優質蛋白質的豆腐，來做出健康的料理。成品的口感也很鬆軟

材料(2人份)

蟹肉罐頭…1小罐(55g)
絹豆腐(嫩豆腐)…⅓塊(100g)
雞蛋…小型2顆(80g)
日本大蔥…⅓根(40g)
沙拉油…1小匙
A 水…½杯
酒…2小匙
醬油…1小匙
雞骨高湯粉、砂糖…各½小匙
太白粉…½大匙
萬能蔥(青蔥)…適量

作法

①稍微去除豆腐的水分。把蛋放入碗中打散，將蟹肉連同湯汁一起加入碗中攪拌，先把豆腐稍微弄碎後，再加入碗中，大致攪拌一下。把日本大蔥切碎。

②把油和日本大蔥放入平底鍋中翻炒，等到香氣出現後，倒入①的含有豆腐的蛋液，煎到半熟狀後，盛盤。

③把A的材料放入小鍋子中煮沸，先用½大匙的水來讓太白粉溶解後，再加入鍋中，增加黏稠感。倒在②上面，撒上萬能蔥。 (金丸繪里加)

副菜

奶油燉高麗菜與蠶豆

只要有把薑確實加熱的話，就沒問題。
把卡路里控制得較低的奶油燉菜

材料(2人份)

雞胸肉(去皮)…100g
高麗菜…4片(240g)
蠶豆…20粒(100g)
日本大蔥…¼根(25g)
薑…½片(5g)
牛奶…½杯
酒…1大匙
鹽…⅓小匙
太白粉…½大匙

作法

❶將雞肉斜切成片，高麗菜切成較大的塊狀，蠶豆要去皮。日本大蔥斜切成段，薑要切碎。
❷把高麗菜、日本大蔥、薑、雞肉放入鍋中，加入¾杯的水、酒，蓋上鍋蓋，用小火煮10分鐘。加入牛奶和蠶豆，煮到沸騰後，用鹽來調整味道。用1大匙的水來讓太白粉溶解後，加入鍋中，煮到沸騰。

(岩崎啓子)

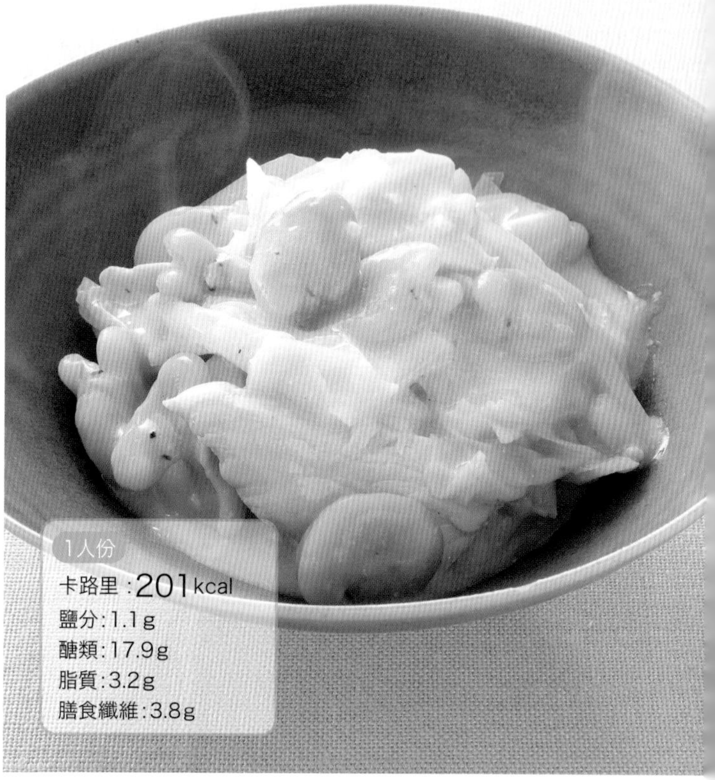

1人份
卡路里：201kcal
鹽分：1.1g
醣類：17.9g
脂質：3.2g
膳食纖維：3.8g

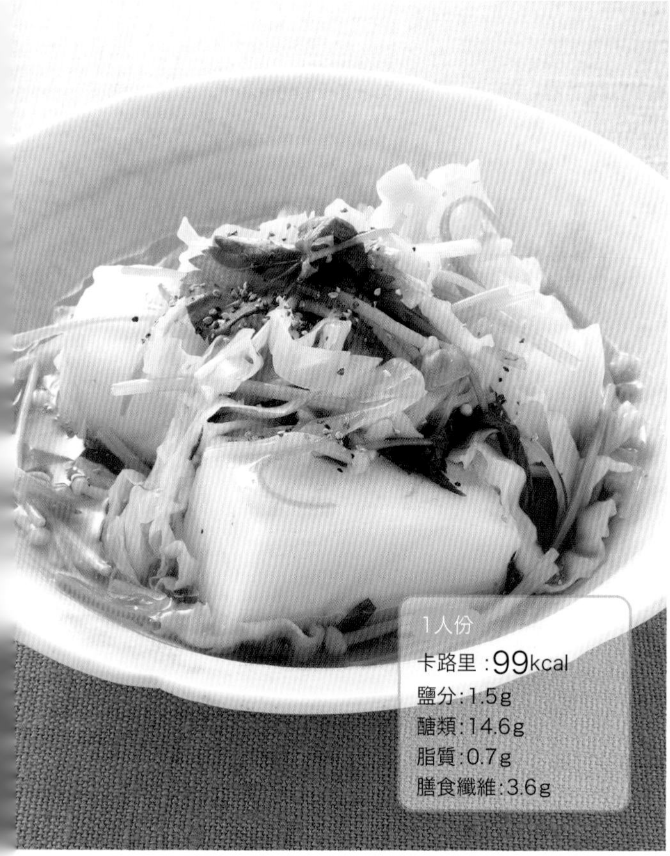

1人份
卡路里：99kcal
鹽分：1.5g
醣類：14.6g
脂質：0.7g
膳食纖維：3.6g

鱈寶與蔬菜絲的燴菜

鱈寶的卡路里很低，且帶有鮮味。
增加一些黏稠感，會變得更順口

材料(2人份)

鱈寶…1片(100g)
胡蘿蔔…⅕根(40g)
高麗菜…1片(60g)
山芹菜…約2株(40g)
金針菇…1包(100g)
A 高湯…1½杯
味醂、醬油…各1小匙
鹽…少許
太白粉…2小匙

作法

❶將胡蘿蔔、高麗菜切成絲，山芹菜切成3公分長，金針菇去除根部後，將長度切成一半。把鱈寶切成6等份。
❷將A放入鍋中煮沸後，加入胡蘿蔔、高麗菜、金針菇，稍微煮一下，加入鱈寶，煮到沸騰後，先用4小匙的水讓太白粉溶解後，再以慢慢畫圓的方式加入鍋中，增加黏稠感。最後加入山芹菜。

(岩崎啓子)

新鮮洋蔥與水波蛋的日式燉菜

黏糊糊的新鮮洋蔥與煮成半熟的蛋是最棒的組合

材料(2人份)
新鮮洋蔥…2顆(300g)
西洋菜…1把(50g)
雞蛋…2顆
沙拉油…1小匙
A 高湯…1杯
砂糖…1小匙
醬油…2小匙
酒…1大匙

作法
❶把洋蔥切成梳子狀，將西洋菜的長度切半。
❷將油放入平底鍋中加熱，用中火慢慢地把洋蔥的表面煎成淡褐色。加入A，蓋上鍋蓋，用小火煮10分鐘。
❸把鍋中的熱水煮沸，加入少許醋。將蛋打入鍋中，在凝固過程中，要讓蛋白包住蛋黃，接著將蛋取出，加到②中，煮2～3分鐘，最後加入西洋菜，稍微煮一下。

（岩崎啓子）

1人份
卡路里：173kcal
鹽分：1.2g
醣類：13.8g
脂質：7.3g
膳食纖維：3.0g

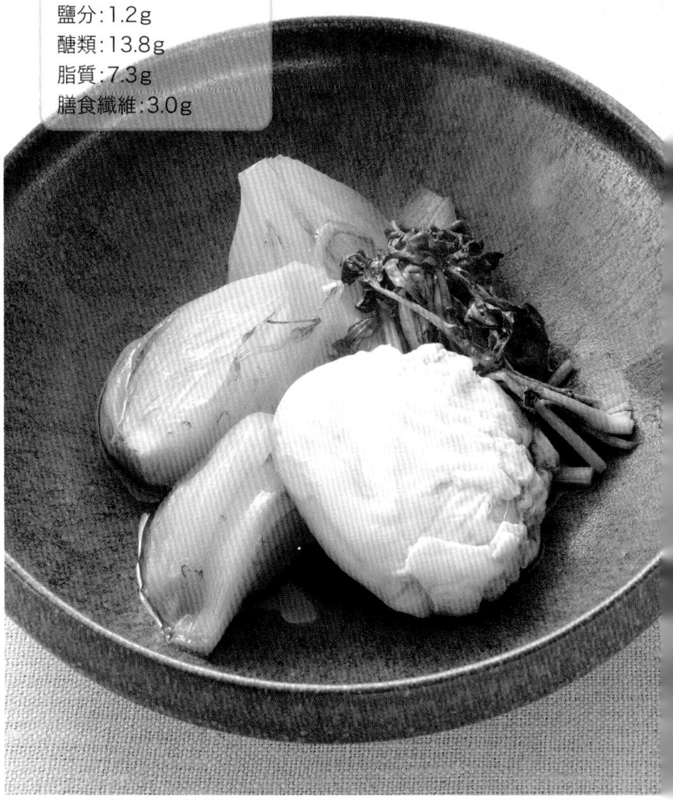

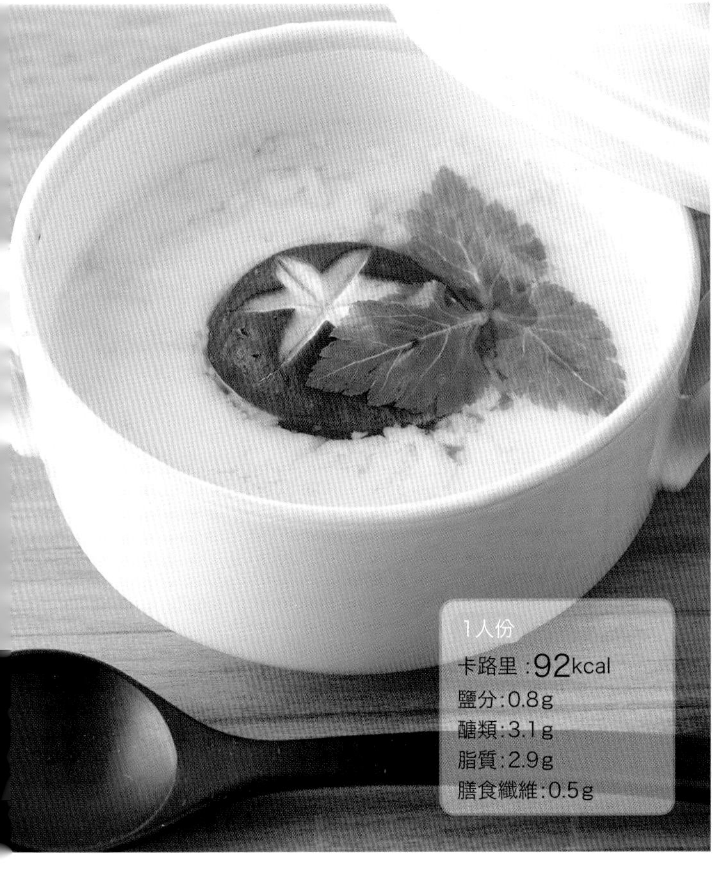

1人份
卡路里：92kcal
鹽分：0.8g
醣類：3.1g
脂質：2.9g
膳食纖維：0.5g

茶碗蒸

在調味料中，高湯是關鍵。透過認真熬出的高湯來降低鹽分

材料(1人份)
香菇…1朵
蝦子…1隻
銀杏果(水煮)…2個
山芹菜…1株
A 雞蛋…½顆(25g)
高湯…½杯
酒…⅗小匙(3g)
味醂…½小匙
鹽…0.5g

作法
❶把香菇切成裝飾用的形狀。山芹菜只留下葉子前端，其餘部分切除。
❷事先將蝦子去殼、汆燙後，與銀杏果一起放在器皿底部。
❸將A混合，用濾網過濾後，倒入②的器皿中，放上香菇。
❹放入蒸鍋中，用大火蒸2～3分鐘，等到表面整體稍微變白後，轉成較弱的中火，在蒸鍋與鍋蓋之間插進料理筷，蒸12～13分鐘。
❺放上山芹菜，再蒸大約30秒。

（野口律奈）

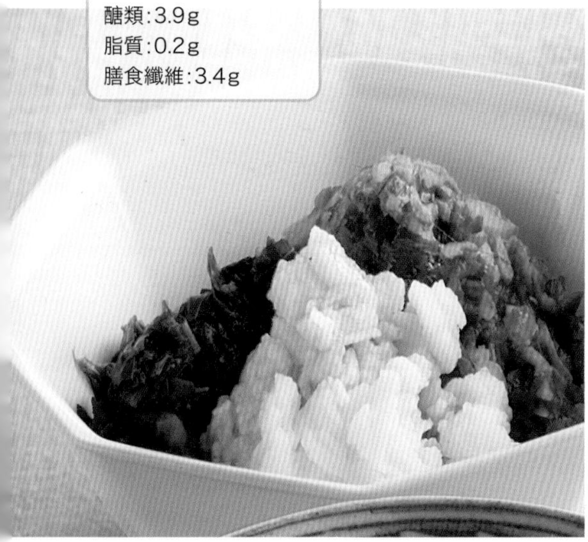

1人份
卡路里：37kcal
鹽分：0.9g
醣類：3.9g
脂質：0.2g
膳食纖維：3.4g

蔬菜佐山藥泥

黏稠食材的三重奏。
美味的秘訣在於，不能省略各食材的前置作業

材料（2人份）

秋葵…8根（80g）
長蒴黃麻…5根（40g）
山藥…5公分（40g）
醬油…2小匙

作法

❶用鹽來搓揉秋葵，去除細毛，汆燙後，泡冷水。縱向切成兩半，去籽，用菜刀仔細地拍碎。長蒴黃麻只取葉子部分，汆燙後，同樣地拍碎。將山藥切成適當大小，用布包起來，透過研磨棒等物來拍碎。
❷將①裝入器皿中，淋上醬油，攪拌後即可食用。

（野崎洋光）

牛奶燉花椰菜

由可以提昇免疫力的花椰菜，
以及鈣質很豐富的牛奶組合而成

材料（2人份）

花椰菜…⅓個（180g）
A｜牛奶（低脂）…1杯
　｜高湯粉…1小匙
太白粉…2小匙
荷蘭芹（巴西利）…適量

作法

❶把花椰菜切成小朵。
❷將A放入鍋中加熱，加入①，蓋上鍋蓋，煮7～8分鐘，讓花椰菜熟透。
❸先用4小匙的水來讓太白粉溶解，再以慢慢畫圓的方式加入鍋中，增加黏稠感。盛盤，撒上切碎的荷蘭芹。

（金丸繪里加）

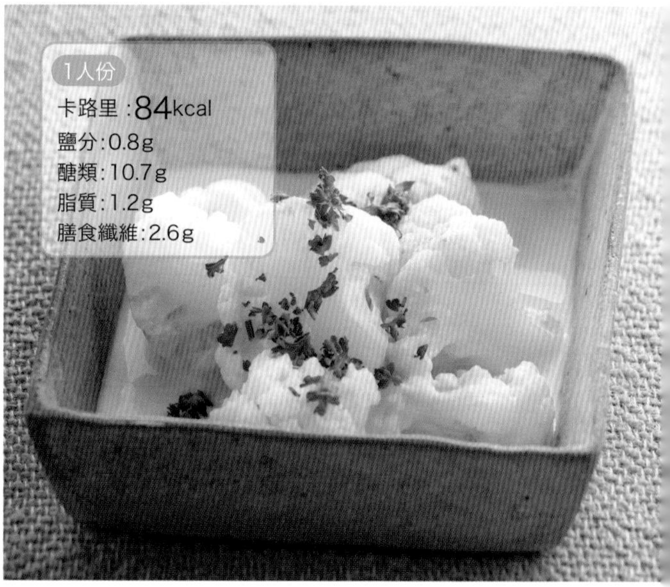

1人份
卡路里：84kcal
鹽分：0.8g
醣類：10.7g
脂質：1.2g
膳食纖維：2.6g

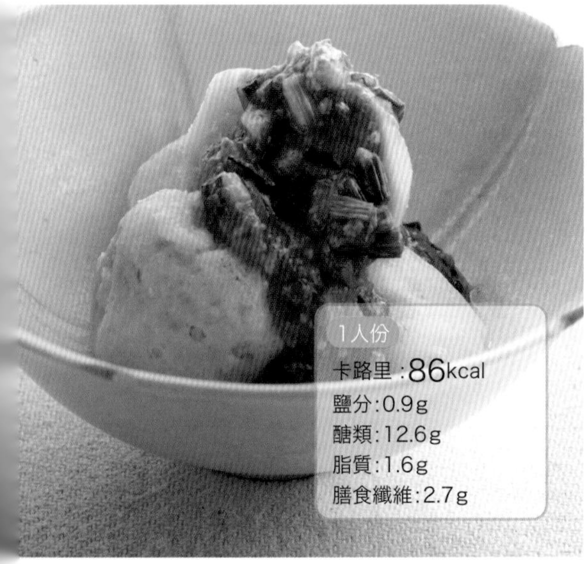

1人份
卡路里：86kcal
鹽分：0.9g
醣類：12.6g
脂質：1.6g
膳食纖維：2.7g

蔥味噌拌芋頭

很有飽足感的芋頭也含有豐富的黏液素

材料（2人份）

芋頭…3個（180g）
萬能蔥（青蔥）…4根（20g）
芝麻油…½小匙
A｜味噌…將近1大匙（15g）
　｜味醂…1小匙
　｜水…1大匙

作法

❶將帶皮的芋頭清洗乾淨，用保鮮膜包起來，放進微波爐中加熱3分鐘後，把皮剝掉。
❷萬能蔥要切碎，將平底鍋中的油加熱，把蔥稍微炒一下，加入A，繼續炒，製作蔥味噌。
❸將②淋在①上面。

（金丸繪里加）

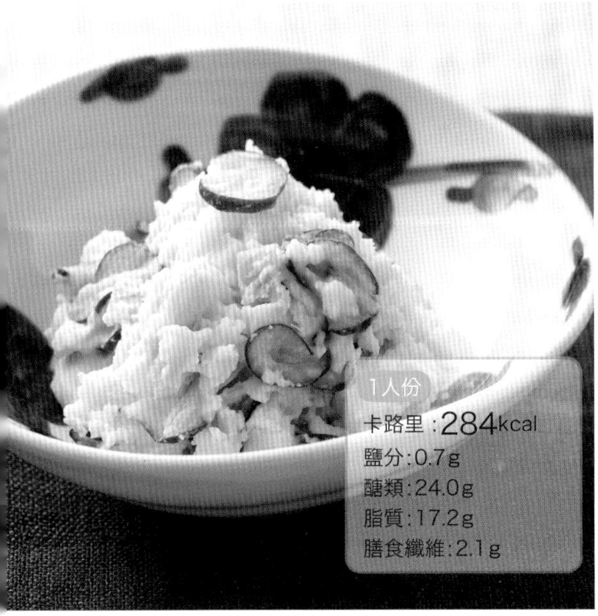

1人份
卡路里：284kcal
鹽分：0.7g
醣類：24.0g
脂質：17.2g
膳食纖維：2.1g

滑順馬鈴薯沙拉

透過美乃滋與牛奶+奶油，來呈現滑順口感

材料（2人份）

馬鈴薯…2顆　奶油…10g　小黃瓜…½根
牛奶…½杯　火腿…2片　美乃滋…2大匙

作法

❶馬鈴薯去皮，切成4等份，煮熟。煮好後，倒掉熱水，再次加熱，去除水分，做成「粉吹芋（表面帶有粉末的馬鈴薯）」，關火，將馬鈴薯弄碎。
❷用小火把①加熱，一邊慢慢地加入牛奶，一邊攪拌均勻。
❸加入奶油，一邊攪拌，一邊使其產生黏性，攪拌到變得滑順後，關火，讓熱氣散去。
❹將火腿切丁1公分。小黃瓜切成薄片，稍微撒上鹽(不包含在材料表中)，搓揉一下，擠出水分。
❺把④和美乃滋加到熱氣散去後的③中，攪拌均勻。（野口律奈）

柴魚燉茄子

只用柴魚，就能呈現出有層次的味道。
以常備菜來說，也是很方便的料理

材料（2人份）

茄子…2條(160g)
柴魚…½小包(2g)

A
酒…1大匙
醬油…1½小匙
砂糖…1小匙
水…¼杯

作法

❶將茄子縱向切成兩半，一邊劃出細微切痕，一邊斜切成2公分寬，稍微用水洗一下後，瀝乾。
❷把A和柴魚放入鍋中煮沸，加入①的茄子，蓋上鍋蓋，用小火煮7～8分鐘。（岩崎啓子）

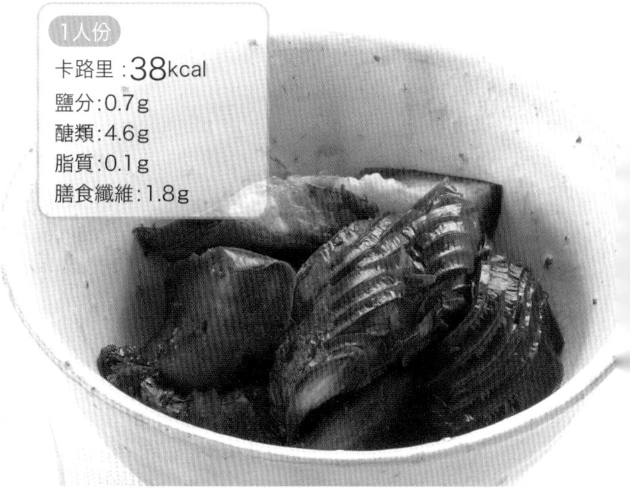

1人份
卡路里：38kcal
鹽分：0.7g
醣類：4.6g
脂質：0.1g
膳食纖維：1.8g

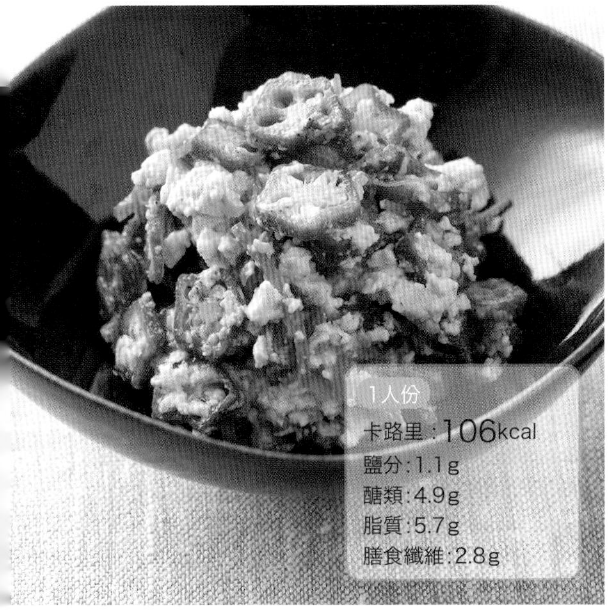

1人份
卡路里：106kcal
鹽分：1.1g
醣類：4.9g
脂質：5.7g
膳食纖維：2.8g

豆腐泥拌秋葵

把含有豐富膳食纖維的秋葵切碎，和豆腐泥拌在一起，很好入口

材料（2人份）

木綿豆腐(板豆腐)…½塊
香菇…1朵
胡蘿蔔…¼根
秋葵…½包(4～5根)

A
高湯…1¼杯
薄口醬油(淡色醬油)、砂糖…各1小匙

B
白芝麻粉…1大匙
薄口醬油(淡色醬油)…2小匙
砂糖…1小匙

作法

❶用廚房紙巾把豆腐包起來，放進微波爐中加熱，去除水分。
❷秋葵稍微汆燙一下後，切成圓片。
❸香菇去掉菇柄後，切成絲。胡蘿蔔切絲，用A稍微煮一下後，放到瀝水盆中瀝乾。
❹把②、③、B放入碗中，一邊把①弄碎，一邊加到碗中後，將整體攪拌均勻。（野口律奈）

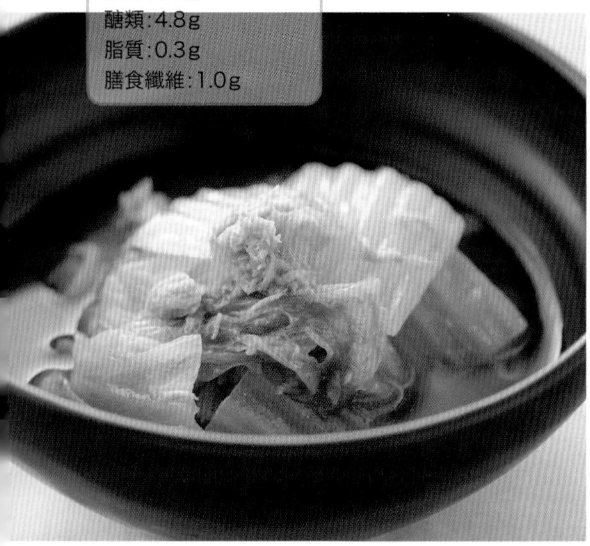

1人份
卡路里：60kcal
鹽分：1.2g
醣類：4.8g
脂質：0.3g
膳食纖維：1.0g

滷白菜

維生素C加上鮪魚的優質蛋白質。黏稠且溫和的滋味

材料（2人份）

白菜…160g
鮪魚罐頭…1小罐（70g）

A
酒…1大匙
醬油、味醂、高湯粉…各1小匙
砂糖…½小匙

作法

❶把白菜切成大塊。
❷依序將白菜、鮪魚、A放入鍋中，用介於中火到小火之間的火力，燉煮10分鐘。

（野口律奈）

淋上山藥泥與白蘿蔔泥的蒸茄子

含有能保護胃部黏膜的黏性物質與維生素U與白蘿蔔泥混合，吃起來很順口

材料（2人份）

茄子…2條（120g）
山藥…3公分（40g）
白蘿蔔…1.5公分（50g）
柚子醋醬油…1大匙

作法

❶茄子去掉蒂頭後，用保鮮膜包起來，放進微波爐中加熱2分鐘，等到熱氣散去後，切成方便食用的大小。
❷把山藥和白蘿蔔磨成泥，加入柚子醋醬油，攪拌均勻，淋在①上面。

（金丸繪里加）

1人份
卡路里：35kcal
鹽分：0.5g
醣類：5.7g
脂質：0.2g
膳食纖維：1.9g

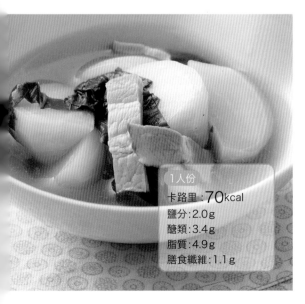

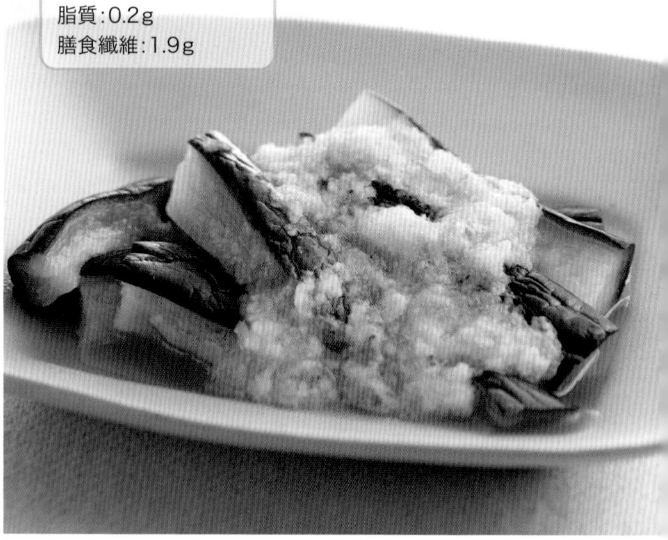

1人份
卡路里：70kcal
鹽分：2.0g
醣類：3.4g
脂質：4.9g
膳食纖維：1.1g

燉煮蕪菁

只要把蕪菁做成燉湯料理，就會很好入口。可以同時品嘗到培根的鮮味。

材料（2人份）

蕪菁…2個
蕪菁葉…少許
培根…2片

A
法式清湯塊…2塊
胡椒…少許
月桂葉…1片
水…2杯

作法

❶將蕪菁去皮後，切成4～6等份。蕪菁葉切成1公分長。培根切成1公分寬。
❷把A放入鍋中煮沸，加入蕪菁和培根，稍微煮一下。
❸最後放入蕪菁葉，煮到沸騰。

（野口律奈）

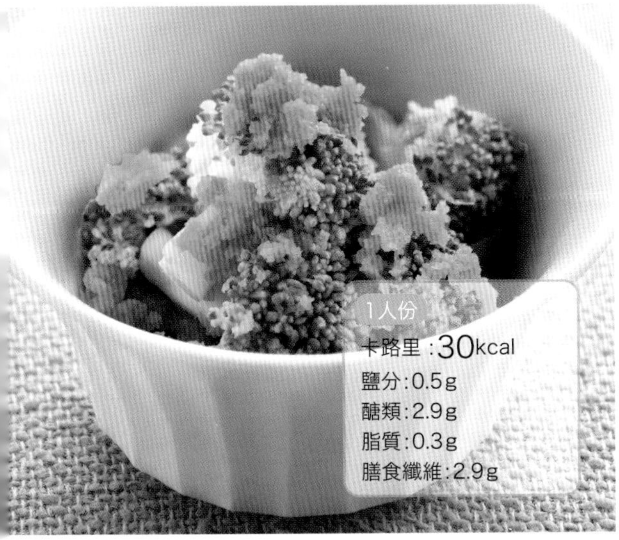
1人份
卡路里：30kcal
鹽分：0.5g
醣類：2.9g
脂質：0.3g
膳食纖維：2.9g

胡蘿蔔泥拌青花菜

胡蘿蔔與青花菜都是應積極攝取的食材。
在吃之前，再把胡蘿蔔磨成泥

材料（2人份）

青花菜…將近½顆（100g）
胡蘿蔔…¼根（50g）

A
醋…1小匙
醬油…⅓小匙
砂糖…½小匙
鹽…少許

作法

❶把青花菜切成小朵，用鹽水（不包含在材料表中）汆燙後，瀝乾。
❷將胡蘿蔔磨成泥，加入A，攪拌均勻，與①拌在一起。

（金丸繪里加）

滷秋葵、海帶芽根部、滑菇

透過大量的膳食纖維與黏稠成分來促進消化

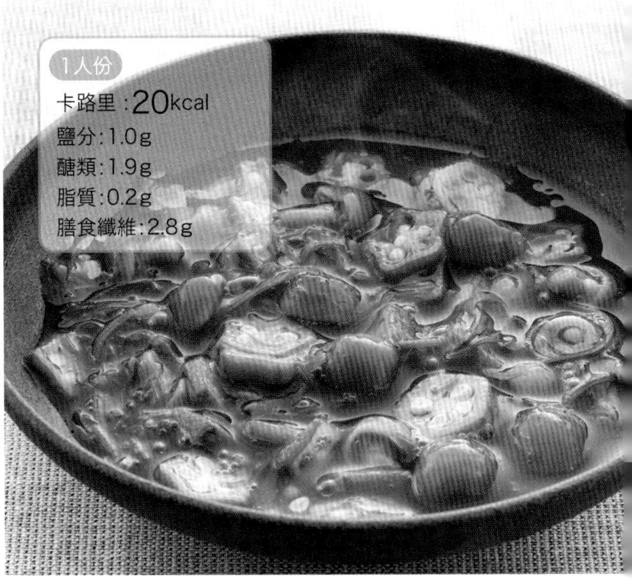
1人份
卡路里：20kcal
鹽分：1.0g
醣類：1.9g
脂質：0.2g
膳食纖維：2.8g

材料（2人份）

秋葵…½包（50g）
滑菇…½包（50g）
海帶芽根部…40g

A
高湯…1杯
鹽、醬油…各¼小匙
味醂…½小匙

作法

❶秋葵切成細段。滑菇要用水洗過，稍微去除黏液。
❷將A放入鍋中煮沸，加入①、海帶芽根部後，再次煮到沸騰。

（檢見崎聰美）

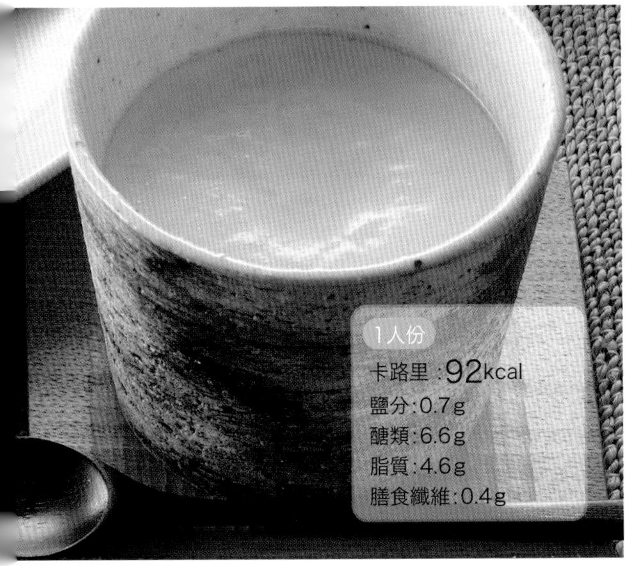
1人份
卡路里：92kcal
鹽分：0.7g
醣類：6.6g
脂質：4.6g
膳食纖維：0.4g

玉米醬茶碗蒸

即使是不太好消化的玉米，只要做成泥狀，就很推薦。
卡路里與醣分都出乎意料地低。

材料（2人份）

玉米醬罐頭…3大匙
牛奶…½杯
雞蛋…1顆

A
高湯…¼杯
醬油…½小匙
鹽…少許

作法

❶將A攪拌，把一顆蛋打成蛋液，加進去攪拌。加入牛奶、培根，攪拌均勻後，倒入器皿中。
❷放入會冒出蒸氣的蒸鍋中，先用大火蒸2分鐘，再轉成小火，蒸10～12分鐘。

（岩崎啓子）

1人份
卡路里：106kcal
鹽分：1.0g
醣類：5.5g
脂質：6.6g
膳食纖維：2.5g

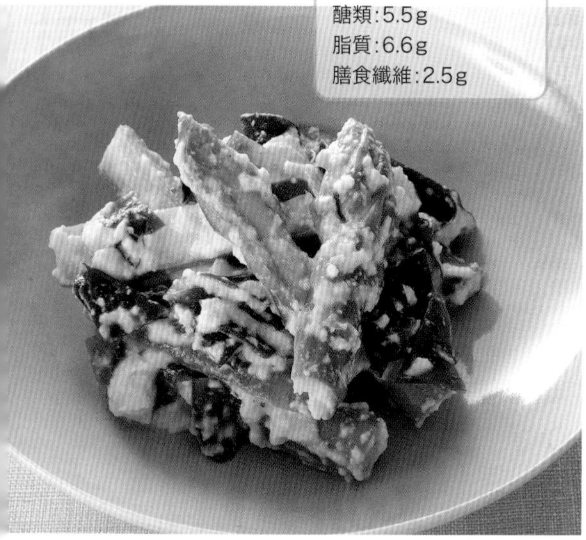

豆腐泥拌蘆筍與海帶芽

味道有層次的簡單豆腐泥，
搭配上推薦食用的蘆筍與海帶芽

材料（2人份）

綠蘆筍…5根（100g）
海帶芽（乾燥）…2g
絹豆腐（嫩豆腐）…⅓塊（100g）

A
白芝麻醬…1大匙
砂糖…2小匙
鹽…¼小匙

作法

❶把蘆筍切成5公分長後，再縱向切成兩半。稍微汆燙一下後，放到瀝水盆中。
❷海帶芽泡水還原後，瀝乾。
❸將豆腐弄碎後，加入A攪拌，然後再與①②拌在一起。

（檢見崎聰美）

鱈寶磯邊燒

透過低脂高蛋白的鱈寶來做出簡單的料理

材料（2人份）

鱈寶…⅔片（80g）
海苔…¼片

作法

將鱈寶切成4等份，再用剪成4等份的海苔包起來，放入聚四氟乙烯（鐵氟龍）加工的平底鍋中，稍微煎一下。（岩崎啓子）

1人份
卡路里：38kcal
鹽分：0.6g
醣類：4.6g
脂質：0.4g
膳食纖維：0.1g

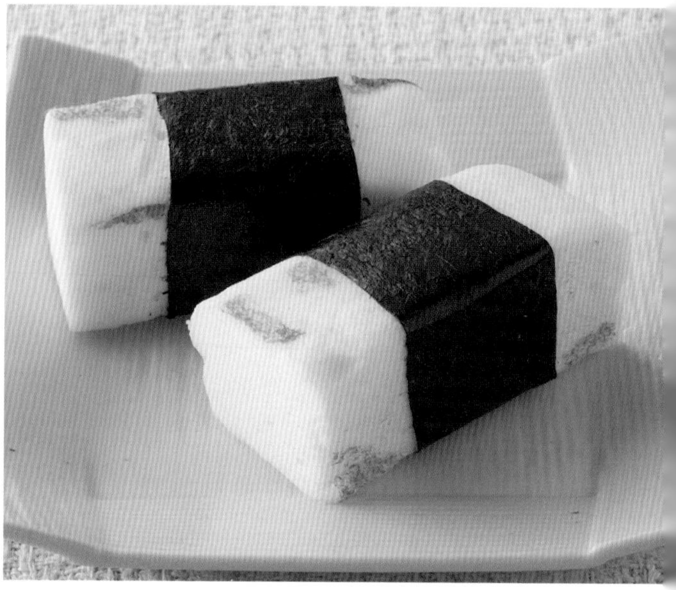

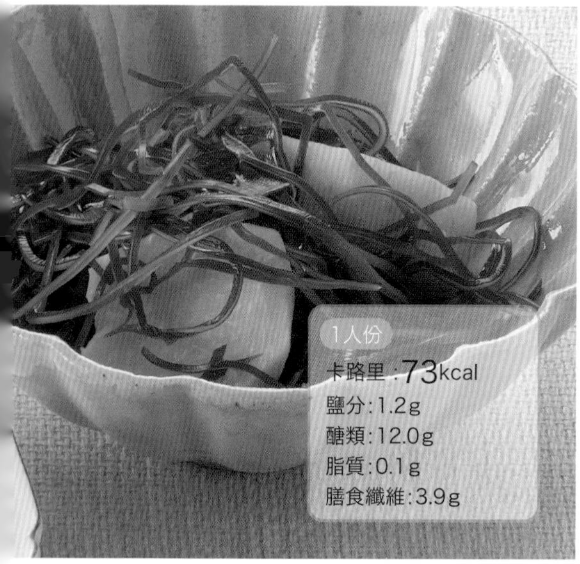

1人份
卡路里：73kcal
鹽分：1.2g
醣類：12.0g
脂質：0.1g
膳食纖維：3.9g

燉煮芋頭和海帶絲

將芋頭和海帶組合起來，提昇風味、飽足感、膳食纖維量

材料（2人份）

芋頭…3個（200g）
海帶絲（乾燥）…10g
鹽…少許

A
高湯…½杯
酒…1大匙
醬油…1½小匙
砂糖…1小匙

作法

❶芋頭去皮，切成不規則形狀，用鹽巴搓揉後，把滑液沖洗乾淨。海帶稍微洗一下後，泡水還原。
❷把A、①放入鍋中，蓋上鍋蓋，開火，煮到沸騰後，用小火繼續燉煮15分鐘。

（岩崎啓子）

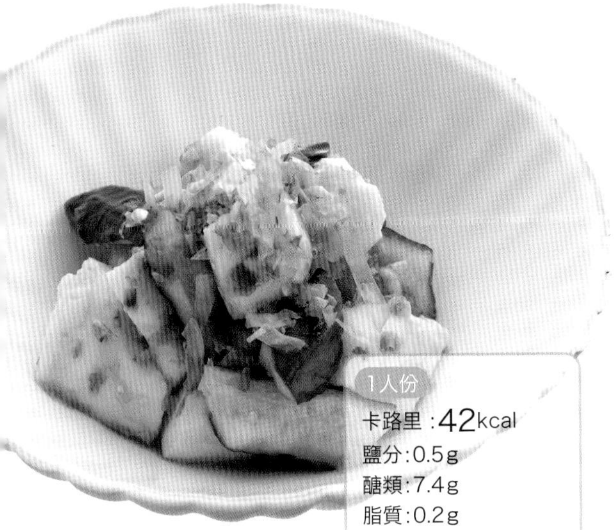

1人份
卡路里：42kcal
鹽分：0.5g
醣類：7.4g
脂質：0.2g
膳食纖維：0.8g

柴魚拌山藥與小黃瓜

簡單的柴魚醬油味道與清脆口感是絕配

材料(2人份)

山藥…5公分(100g)
小黃瓜…⅔根(60g)
A 醬油…1小匙
　水…2小匙
柴魚片…2g

作法

❶把山藥縱向切成兩半後，和小黃瓜一起放入塑膠袋中，用擀麵棍等物將其稍微敲碎。
❷將①放入碗中，用A來拌，加入柴魚片，讓整體均勻沾附。

（秋山里美）

滷萵苣

只要稍微加熱，就能攝取到含有豐富膳食纖維的低卡料理

材料(2人份)

萵苣…½個(250g)
A 高湯…¾杯
　醬油…1小匙
　味醂…½小匙

作法

❶把萵苣撕成一口大小。
❷將A放入鍋中煮沸，加入萵苣，煮到變軟後，關火。

（檢見崎聰美）

1人份
卡路里：22kcal
鹽分：0.5g
醣類：3.3g
脂質：0.1g
膳食纖維：1.4g

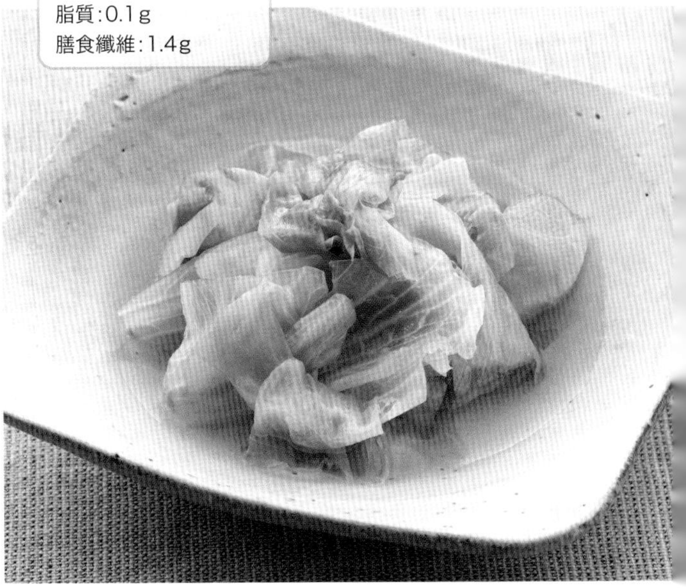

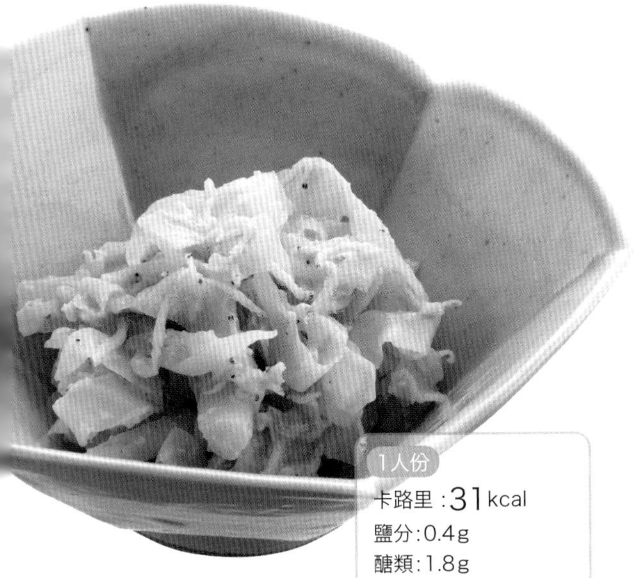

1人份
卡路里：31kcal
鹽分：0.4g
醣類：1.8g
脂質：1.5g
膳食纖維：1.0g

杏仁風味的魩仔魚與高麗菜

加了杏仁粉的涼拌小菜，帶有一種獨特風味

材料(2人份)

魩仔魚乾…10g
高麗菜…1½片(80g)
A 杏仁粉…將近1大匙
　高湯…2小匙
　醬油…½小匙

作法

❶將高麗菜切成大塊，稍微汆燙後，瀝乾水分。
❷將魩仔魚乾和①放入碗中，加入A，稍微拌一下。

（秋山里美）

肉丸白菜豌豆湯

薑只要有經過加熱，就沒問題。重點在於，把薑切成絲來提昇風味

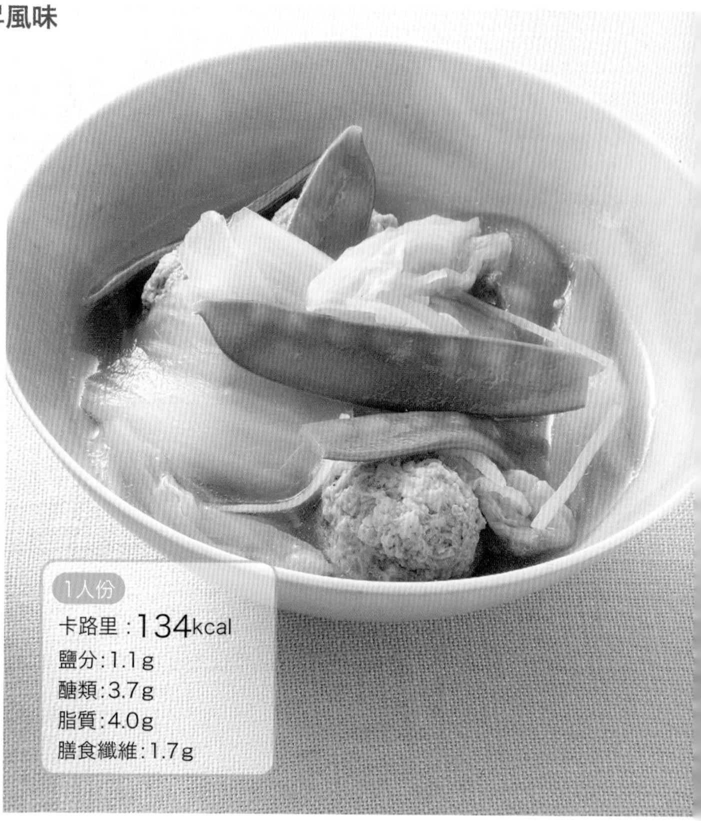

材料(2人份)

豬絞肉(瘦肉)…150g
白菜…1½片(150g)
豌豆…20片(40g)
薑…½片(5g)
A | 酒、醬油…各1小匙
胡椒…少許
切碎的日本大蔥…2公分的份量(4g)
B | 雞骨高湯粉…¼小匙
酒…2小匙
水…1¾杯
鹽…⅛小匙
胡椒…少許
芝麻油…½小匙

作法

❶把A加到絞肉中，充分攪拌至有黏性。
❷將白菜斜切成段，豌豆要去除粗絲，薑切成細絲。
❸把B放入鍋中煮沸，先把①分成6等份，捏成圓球狀後，放入鍋中，加入白菜、薑，蓋上鍋蓋，用小火煮20分鐘。加入豌豆、鹽、胡椒，再次煮到沸騰後，就可盛盤，滴上芝麻油。 (岩崎啓子)

1人份
卡路里：134kcal
鹽分：1.1g
醣類：3.7g
脂質：4.0g
膳食纖維：1.7g

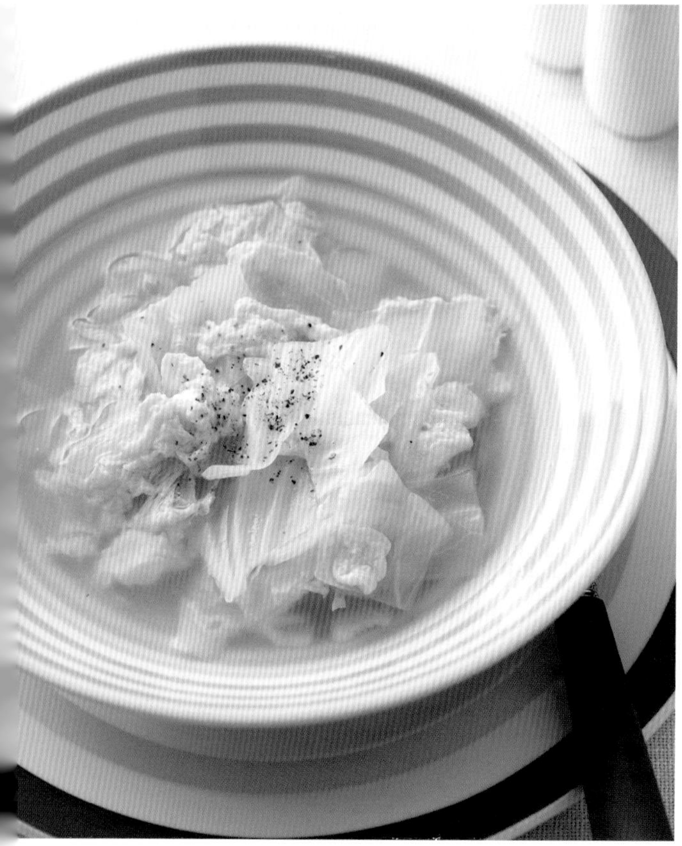

高麗菜湯

主角是可以保護腸胃，且含有豐富維生素C的高麗菜

材料(2人份)

高麗菜…⅛個
雞蛋…1顆
A | 水…2杯
法式清湯粉…1小匙
鹽、胡椒…各少許

作法

❶把高麗菜切成大塊。
❷將①和A放入鍋中，開火，煮到高麗菜變軟，用鹽、胡椒來調味。
❸以慢慢畫圓的方式加入打好的蛋液，輕輕地攪拌。
(野口律奈)

1人份
卡路里：60kcal
鹽分：1.0g
醣類：3.0g
脂質：3.0g
膳食纖維：1.2g

雞肉蛋花湯

這道湯只使用了蛋白，不太需要擔心膽固醇過高

材料(2人份)

雞胸肉…130g

蛋白…2顆份

A | 雞骨高湯粉…⅔小匙
熱水…1杯

太白粉…1小匙

B | 雞骨高湯粉…½小匙
水…2杯

萬能蔥(青蔥)…3根(15g)

作法

❶雞肉去皮，切成一口大小。

❷把A混合，讓熱氣散去。

❸將①和蛋白放入攪拌機中，打發至8分硬度後，加入②和太白粉，確實攪拌至食材變成泥狀。

❹把B放入鍋中煮沸，一邊加入③，一邊慢慢攪拌，使其慢慢地凝固。全部都加進去後，用不會使其沸騰的火力煮約3分鐘，倒入器皿中，放上切成細段的萬能蔥。

(菰田欣也)

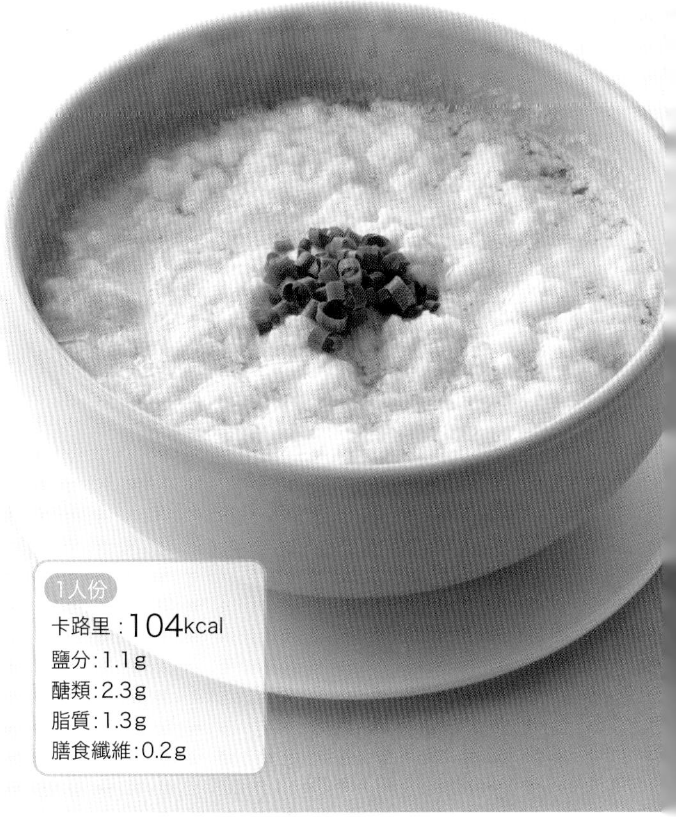

1人份

卡路里：104kcal

鹽分：1.1g

醣類：2.3g

脂質：1.3g

膳食纖維：0.2g

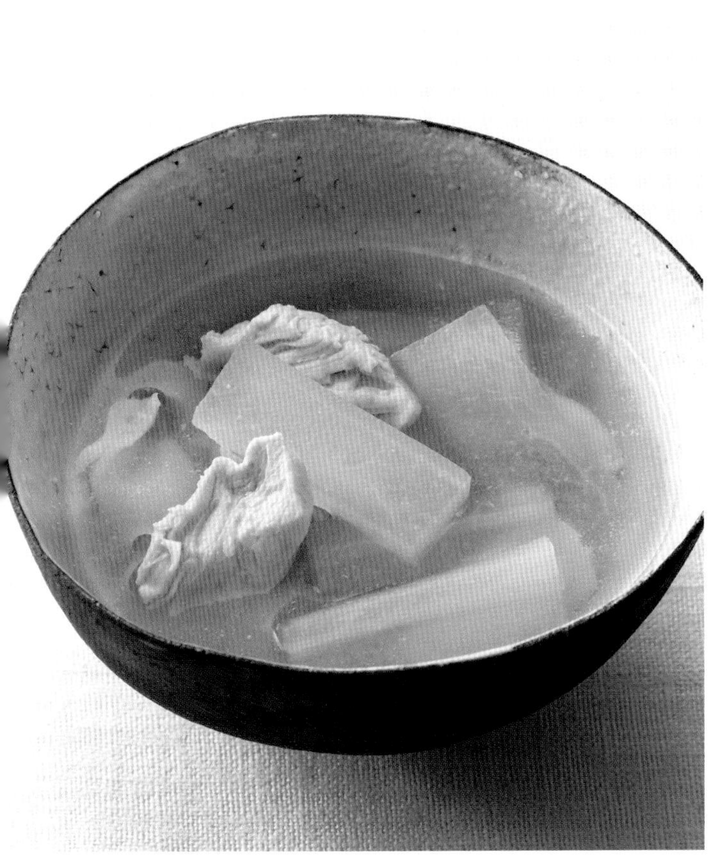

冬瓜雞里肌湯

脂肪很少的雞里肌是很推薦的食材。
即使是低卡料理，也很有飽足感

材料(2人份)

冬瓜…150g

雞里肌(去筋)…80g

A | 雞湯塊…¼塊
熱水…1½杯

B | 鹽、胡椒、醬油…各少許

作法

❶把冬瓜切成長條形。雞里肌斜切成片。

❷將A放入鍋中，開中火，讓雞湯塊溶解。加入冬瓜，煮到沸騰後，加入雞里肌，煮到熟透後，加入B來調整味道。

(檢見崎聰美)

1人份

卡路里：56kcal

鹽分：0.6g

醣類：2.2g

脂質：0.4g

膳食纖維：1.0g

納豆山藥味噌湯

用鈣質很豐富的小魚乾與黏稠食材煮成的味噌湯，出乎意料地美味

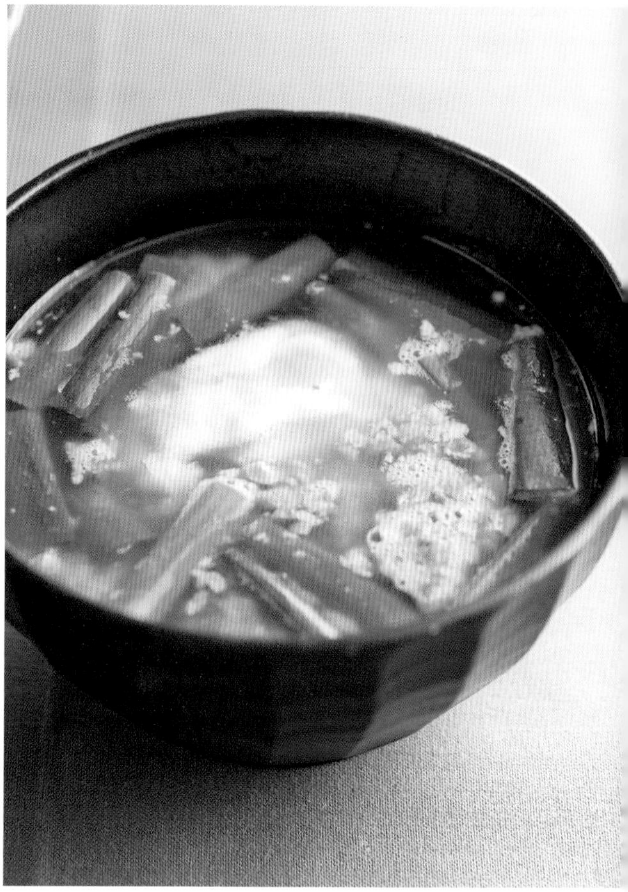

材料(2人份)

納豆…1盒(30g)
山藥…5公分(45g)
黃蔥…1根(20g)
小魚乾…4條(8g)
水…1½杯
味噌…1大匙

1人份
卡路里：78kcal
鹽分：1.1g
醣類：8.3g
脂質：2.1g
膳食纖維：2.3g

作法

❶小魚乾去除頭部與內臟後，縱向切成兩半，和水一起放入鍋中。
❷用菜刀輕輕地拍打納豆。如果是碎納豆的話，可以直接使用。黃蔥切成3公分長。把山藥磨成泥。
❸把②的納豆放入①中，用小火慢慢加熱，煮到沸騰。加入味噌，使其溶解，加入②的黃蔥，接著再加入山藥，去除小魚乾後，就能把湯盛入碗中。 (野崎洋光)

番茄苦瓜味噌湯

食物纖維與維生素都很豐富。
透過番茄與高湯的加乘效應，來讓鮮味倍增

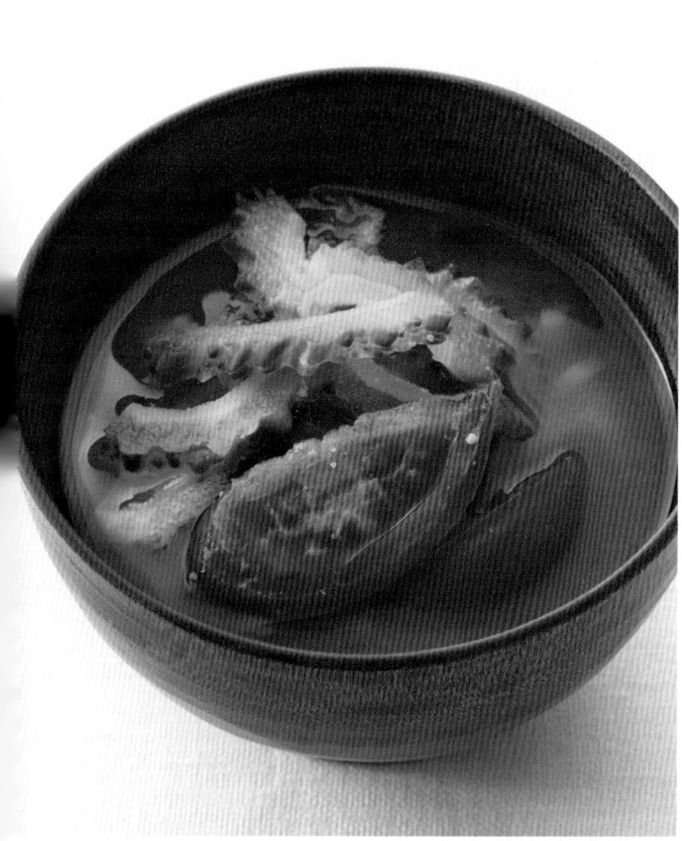

材料(2人份)

番茄…1小顆(100g)
苦瓜…½條(100g)
高湯…1½杯
味噌…2小匙

作法

❶把番茄切成梳子狀，苦瓜先縱向切成兩半，去除籽和薄膜後，再切成薄片。
❷將高湯放入鍋中煮沸，加入苦瓜。再次煮沸後，加入番茄，稍微煮一下，加入味噌，使其溶解。

(檢見﨑聰美)

1人份
卡路里：33kcal
鹽分：0.9g
醣類：4.0g
脂質：0.5g
膳食纖維：2.1g

芹菜南瓜味噌湯

這種膳食纖維很豐富的食材組合，適合採用燉煮的方式

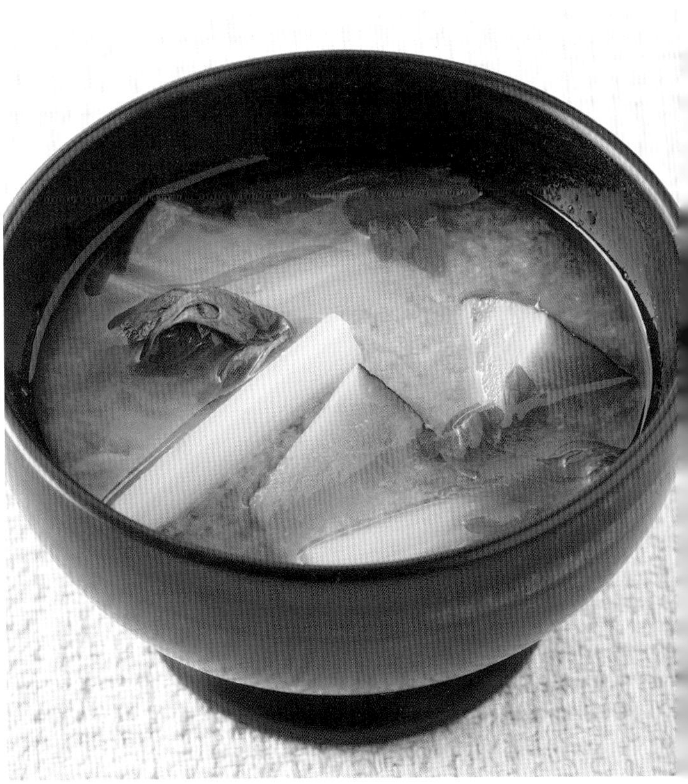

材料(2人份)

芹菜…½根(60g)
南瓜…60g(淨重)
高湯…1½杯
味噌…1½小匙

作法

❶南瓜切成較小的塊狀，芹菜切成棒狀長方形，芹菜葉撕成小片。

❷把高湯、南瓜放入鍋中加熱，蓋上鍋蓋，用小火煮10分鐘。加入芹菜，繼續煮2～3分鐘。加入味噌，使其溶解後，再次煮到沸騰。　(岩崎啓子)

1人份
卡路里：43kcal
鹽分：0.7g
醣類：7.0g
脂質：0.4g
膳食纖維：1.7g

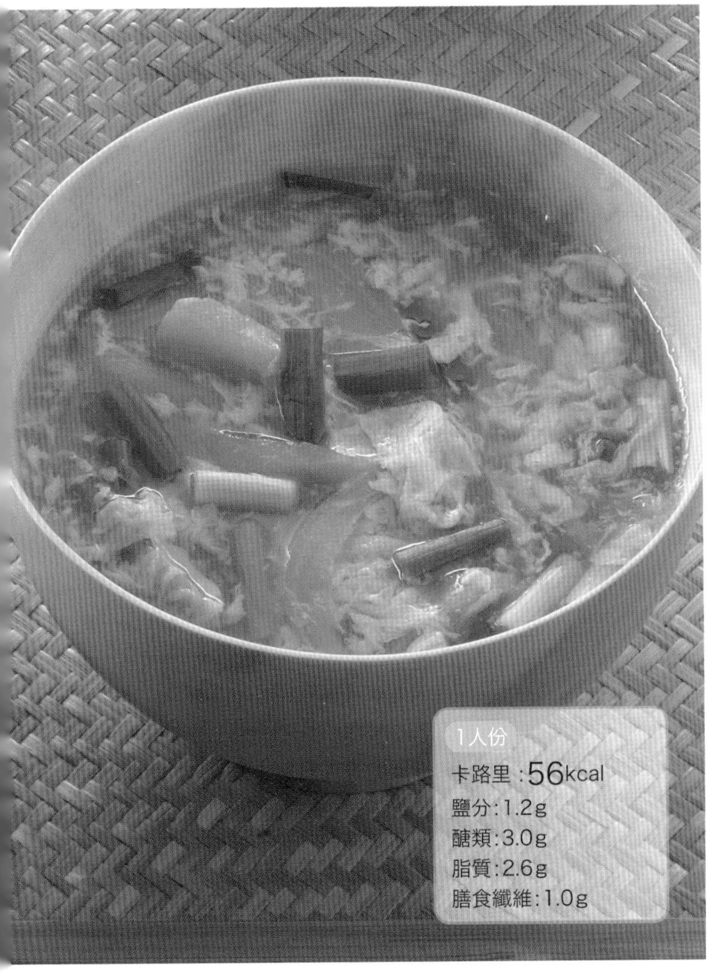

1人份
卡路里：56kcal
鹽分：1.2g
醣類：3.0g
脂質：2.6g
膳食纖維：1.0g

茄子蛋花湯

把含有果膠的茄子切成細絲，加到蛋花湯中。意料之外的美味

材料(2人份)

茄子…1條(80g)
萬能蔥(青蔥)…2根(10g)
雞蛋…1顆
高湯…1½杯
A 鹽…⅕小匙
　醬油…1小匙
太白粉…⅔小匙

作法

❶茄子去皮後，先將長度切成一半，再切成細絲，泡水後瀝乾備用。萬能蔥切成2公分長。

❷將高湯放入鍋中煮沸，加入茄子，再次煮沸後，用A來調味，先用2小匙的水來讓太白粉溶解，再加入鍋中，增加黏稠感。慢慢倒入打好的蛋液，撒上萬能蔥。

(岩崎啓子)

秋葵蛋花湯

秋葵的黏稠成分能夠整腸，協助蛋白質的吸收！

材料(2人份)

秋葵…5根(50g)
雞蛋…½顆
A | 熱水…1½杯
　| 雞湯塊…¼個
鹽、胡椒…各少許

作法

❶把秋葵切成細段。
❷將A放入鍋中煮沸，用鹽、胡椒來調整味道，加入①。倒入打好的蛋液，等到鬆軟的蛋花浮現後，即可關火。

(檢見崎聰美)

1人份
卡路里：28kcal
鹽分：0.5g
醣類：0.7g
脂質：1.4g
膳食纖維：1.3g

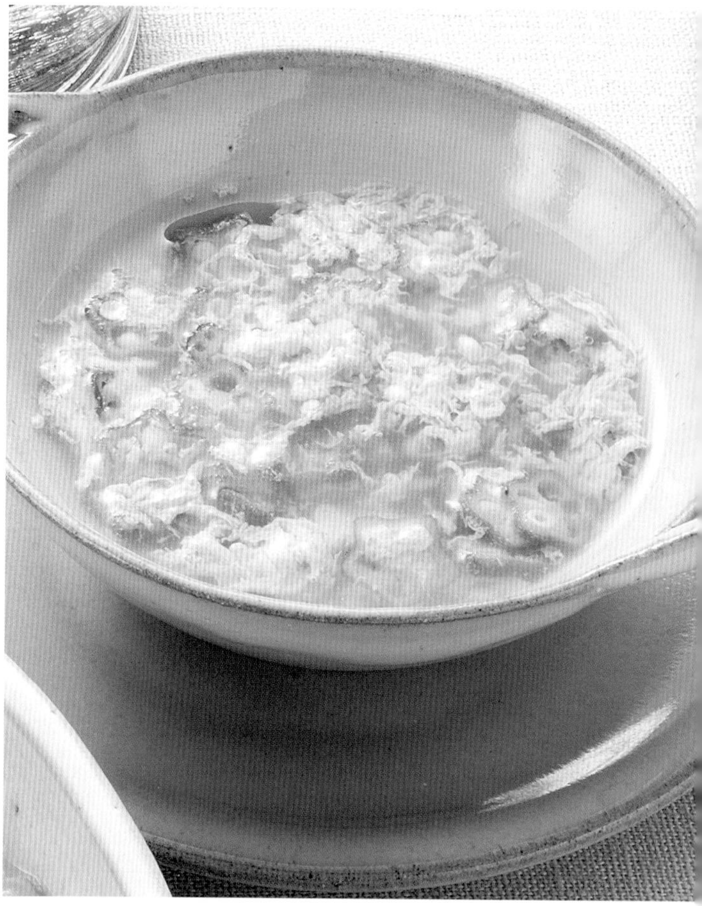

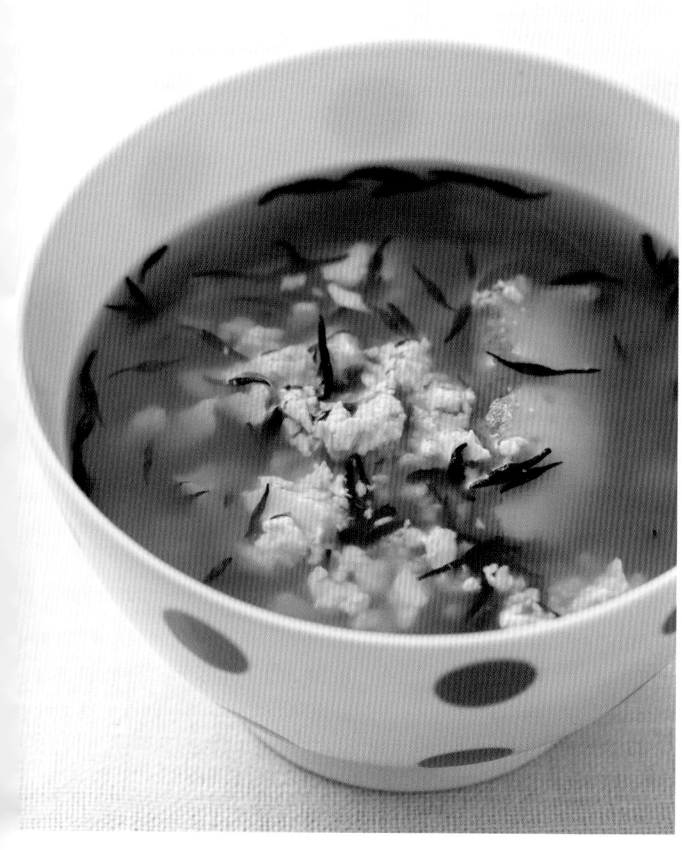

豆腐湯

透過豆腐與羊棲菜來補充鈣質、鐵質、膳食纖維

材料(2人份)

豆腐…½塊(150g)
薩摩炸魚餅…1片
乾燥羊棲菜…3g
A | 水…2杯
　| 醬油…1小匙
　| 中式高湯粉…½小匙

作法

❶將豆腐瀝乾。
❷把薩摩炸魚餅切成方便食用的大小。羊棲菜泡水還原後，瀝乾。
❸將②和A放入鍋中，煮約5分鐘，一邊用手把①弄碎，一邊加進鍋中。

(野口律奈)

1人份
卡路里：76kcal
鹽分：1.3g
醣類：4.7g
脂質：3.1g
膳食纖維：1.0g

白蘿蔔香菇和風湯

可以盡情品嘗到，
熱量低且含有豐富維生素D的乾香菇的鮮味

材料（2人份）
白蘿蔔…80g
乾香菇…中型2朵
薄口醬油（淡色醬油）…1小匙
白蘿蔔苗（蘿蔔嬰）…少許

作法
❶把白蘿蔔切成銀杏葉狀。先用2杯水來讓乾香菇泡水還原後，再切成細絲。泡香菇的水不要倒掉。白蘿蔔苗去除根部後，切成3等份。
❷將①的白蘿蔔與香菇、香菇水、薄口醬油放入鍋中，煮到白蘿蔔變軟。
❸把湯盛入器皿中，放上白蘿蔔苗來裝飾。

（野口律奈）

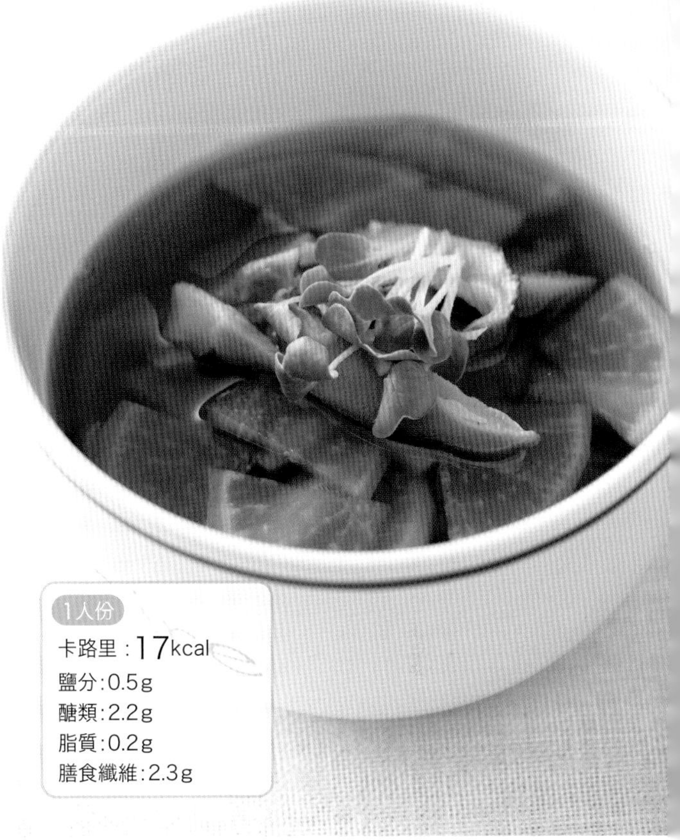

1人份
卡路里：17kcal
鹽分：0.5g
醣類：2.2g
脂質：0.2g
膳食纖維：2.3g

南瓜濃湯

使用營養很均衡的南瓜製作而成的經典西式湯品

材料（1人份）
南瓜…120g
牛奶…½杯
法式清湯塊…½塊（2.5g）
無鹽奶油…½大匙（6g）
粗磨黑胡椒粉…少許

作法
❶南瓜去皮，切成較小的塊狀，事先汆燙好備用。
❷把奶油放入鍋中，使其溶解，加入①稍微翻炒，加入一半的牛奶、法式清湯塊，煮到沸騰後轉成小火，繼續煮到南瓜溶化。
❸把②放進攪拌機中攪拌，然後倒回鍋中，加入剩餘的牛奶，用小火煮。
❹把湯盛入器皿中，撒上胡椒。（野口律奈）

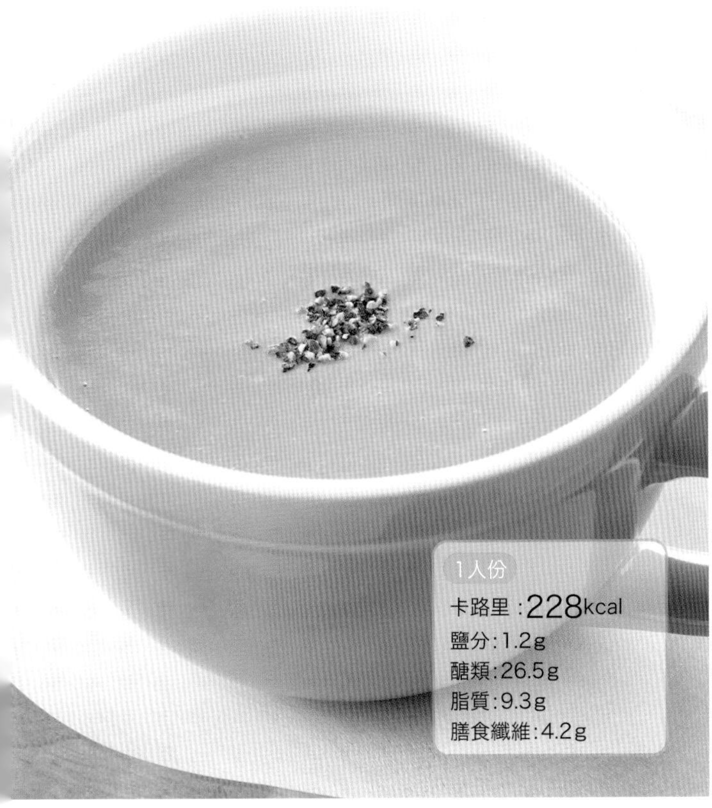

1人份
卡路里：228kcal
鹽分：1.2g
醣類：26.5g
脂質：9.3g
膳食纖維：4.2g

烤麩滑蛋蓋飯

吸收了高湯的烤麩帶有溫和的味道。
暖呼呼的高蛋白料理

材料(1人份)

白飯…180g
雞蛋…1顆(50g)
車麩(車輪狀的烤麩)…1個(6g)
豌豆…3片(9g)
海苔絲…0.5g
A 高湯…80g
　麵味露…1大匙
　醬油…½小匙

作法

❶將車麩泡水還原後，切成6等份，把水分擠出來。
❷把豌豆稍微汆燙一下。
❸將A放入鍋中煮到沸騰後，把①加進去煮。當高湯滲進食材中後，加入豌豆，以慢慢畫圓的方式加入打好的蛋液，蓋上鍋蓋。
❹當蛋凝固到某種程度後，就放到白飯上，撒上海苔絲。

(野口律奈)

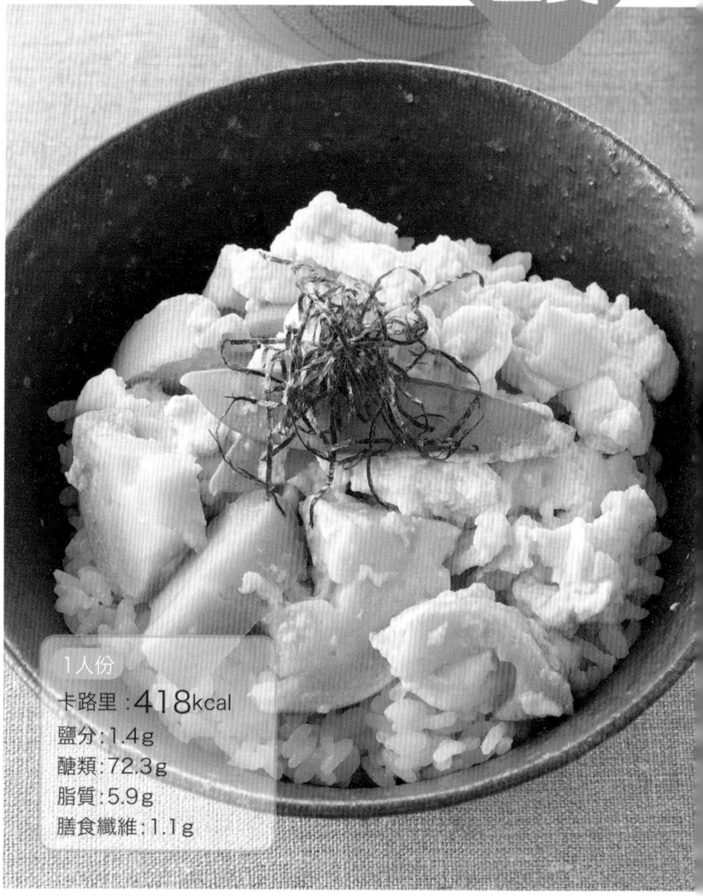
1人份
卡路里:418kcal
鹽分:1.4g
醣類:72.3g
脂質:5.9g
膳食纖維:1.1g

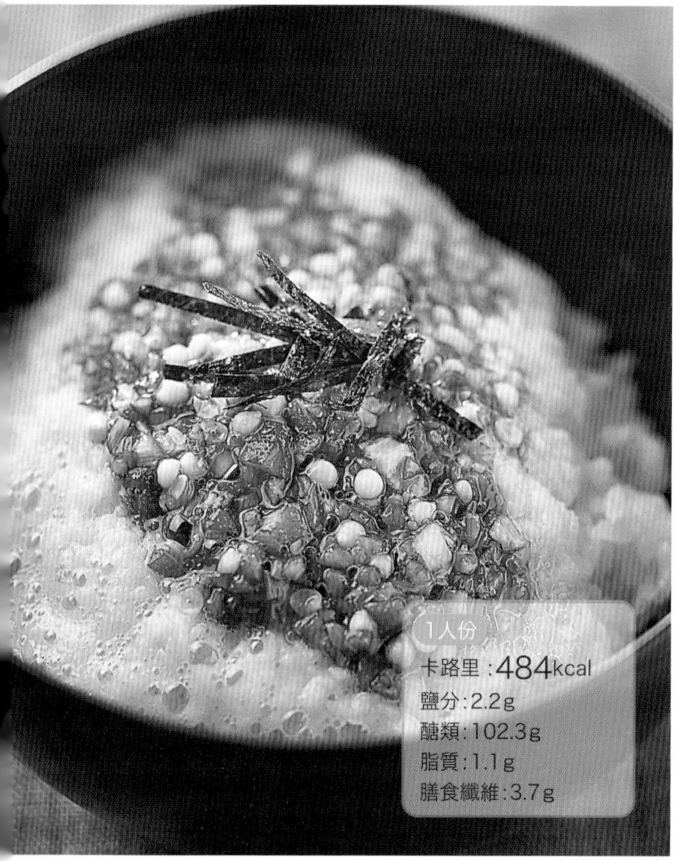
1人份
卡路里:484kcal
鹽分:2.2g
醣類:102.3g
脂質:1.1g
膳食纖維:3.7g

秋葵山藥黏稠蓋飯

使用2種黏稠食材，營養滿分！
即使是沒有食慾時，似乎也吃得下

材料(4人份)

白飯…4碗蓋飯的份量
秋葵…12根
山藥…400g
麵味露…4大匙
鹽、烤海苔…各適量

作法

❶把少許鹽撒在秋葵上，進行搓揉，然後用熱水稍微汆燙一下。泡水冷卻，瀝乾後，切成細絲，然後再用菜刀仔細拍碎，與2大匙的麵味露混合。
❷將山藥磨成泥，加入剩下的麵味露與少許鹽巴，攪拌均勻。
❸把白飯盛入碗中，依序放上②、①。附上切成細絲的烤海苔。

(高城順子)

和風什錦粥

只要在熱粥中加入紫蘇，
芳香蔬菜特有的刺激感就會減少，且能提升風味

材料(1人份)

白飯…120g
高湯…1½杯
白蘿蔔…3公分(50g)
胡蘿蔔…1公分(20g)
萬能蔥(青蔥)…適量
紫蘇…1片
醬油…1小匙

作法

①將白蘿蔔、胡蘿蔔去皮，切成較薄的銀杏葉狀。
②萬能蔥切成細段，紫蘇切成絲。
③把高湯和①放入鍋中加熱，煮到食材變軟後，加入白飯、醬油。
④把粥盛入碗中，放上②。 (野口律奈)

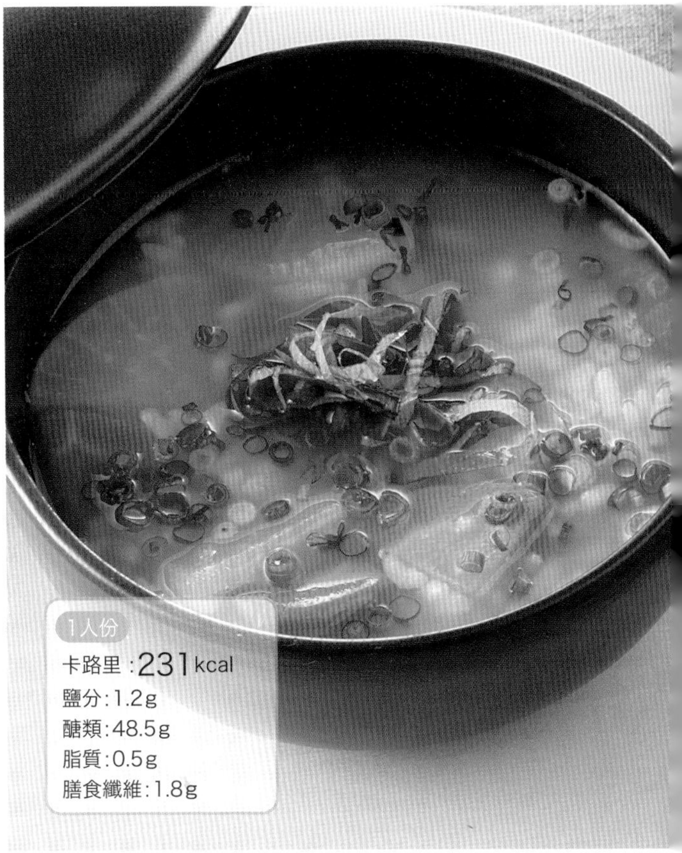

1人份
卡路里：231kcal
鹽分：1.2g
醣類：48.5g
脂質：0.5g
膳食纖維：1.8g

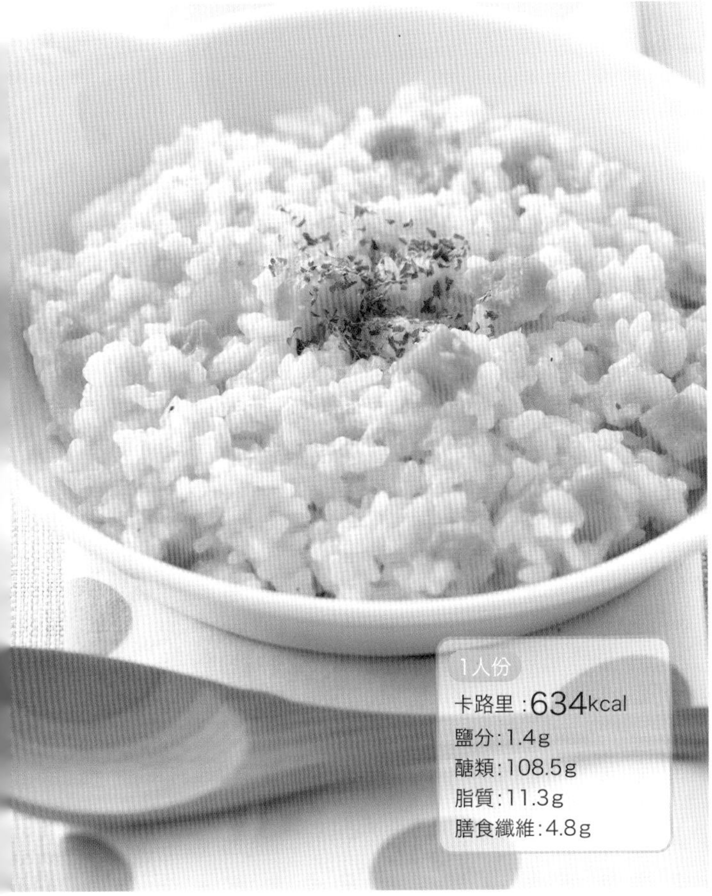

1人份
卡路里：634kcal
鹽分：1.4g
醣類：108.5g
脂質：11.3g
膳食纖維：4.8g

南瓜燉飯

使用含有豐富的β-胡蘿蔔素、
維生素C、E等抗酸化維生素的南瓜

材料(2人份)

米…1½杯
南瓜…⅙顆(190g)
洋蔥…½顆(100g)
大蒜…1瓣
橄欖油…2小匙
A 白酒…3大匙
　水…3杯
　法式清湯粉…1小匙
　鹽、胡椒…各少許
奶油…10g
起司粉…2大匙
荷蘭芹(巴西利)…少許

作法

①把白米洗好後，放到瀝水盆中瀝乾。南瓜切成較小的塊狀，洋蔥和大蒜都切碎。
②將鍋中的橄欖油加熱，加入洋蔥、大蒜下去炒，加入白米，繼續炒。當米的顏色變透明後，加入南瓜下去炒。
③加入A，蓋上鍋蓋，用小火煮15分鐘後，關火，加入奶油和起司粉，攪拌均勻。
④盛盤，撒上切碎的荷蘭芹。 (野口律奈)

烤蘋果

在這道簡單的甜點中，
可以完整地品嘗到含有豐富果膠的蘋果的美味

材料(2人份)

蘋果…1小顆
細白砂糖…1大匙
肉桂粉…少許
奶油…5g

作法

❶把蘋果切成4～6等份的圓片，去除蘋果核後，用叉子在外皮上戳出2～3個洞。
❷把①放入鋁箔杯中，撒上細白砂糖與肉桂粉，放上奶油。
❸用小烤箱烤大約15分鐘。 (野口律奈)

1人份
卡路里：97kcal
鹽分：0.0g
醣類：19.0g
脂質：2.3g
膳食纖維：1.7g

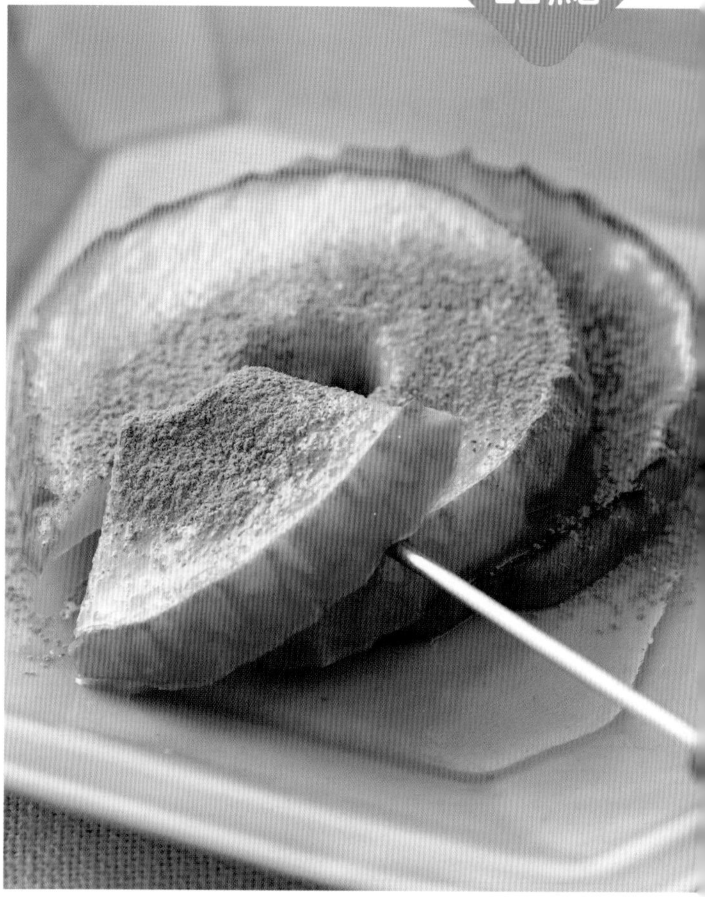

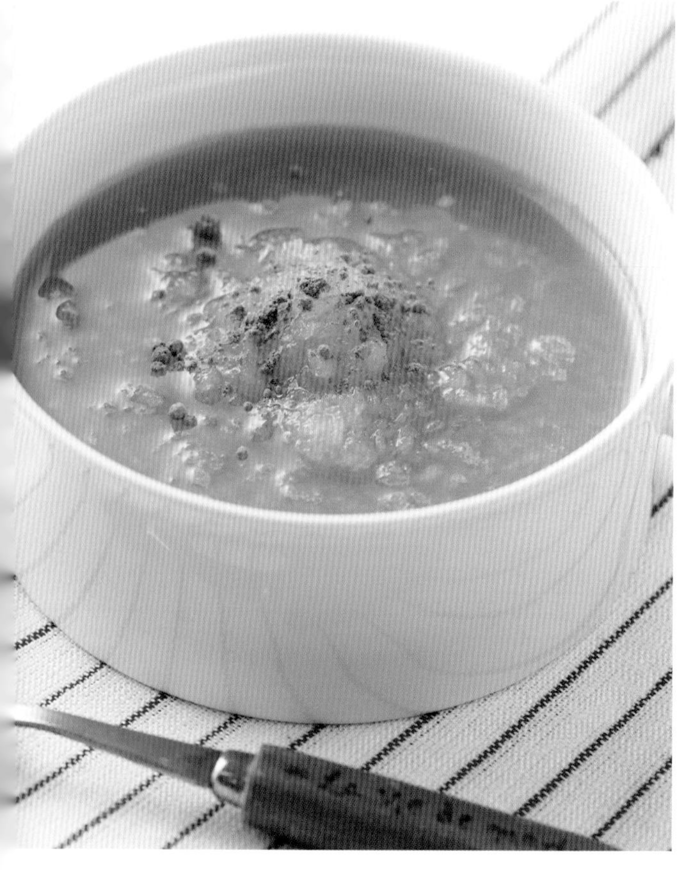

蘋果泥湯

對腸胃很溫和的蘋果泥。
微微的甜味正是其優點

材料(2人份)

蘋果…1顆
100%蘋果汁…1杯
肉桂粉…少許

作法

把蘋果磨成泥，放進鍋中，加入蘋果汁，加熱後，撒上肉桂粉。

(野口律奈)

1人份
卡路里：99kcal
鹽分：0.0g
醣類：24.8g
脂質：0.4g
膳食纖維：1.7g

南瓜法式奶凍

南瓜也含有豐富的維生素C，能夠對抗壓力

材料（2人份）

南瓜…⅛個

A | 牛乳…¾杯
砂糖…30g
玉米澱粉…20g

香草精…少許

甘納豆…適量

作法

❶將南瓜粗略地去皮後，切開來，用微波爐加熱。
❷把①和A放入攪拌機中攪拌。
❸將②移到鍋中，充分攪拌成黏稠狀，加入香草精。
❹趁熱倒入容器中，撒上甘納豆，然後放入冰箱中冰涼。

（野口律奈）

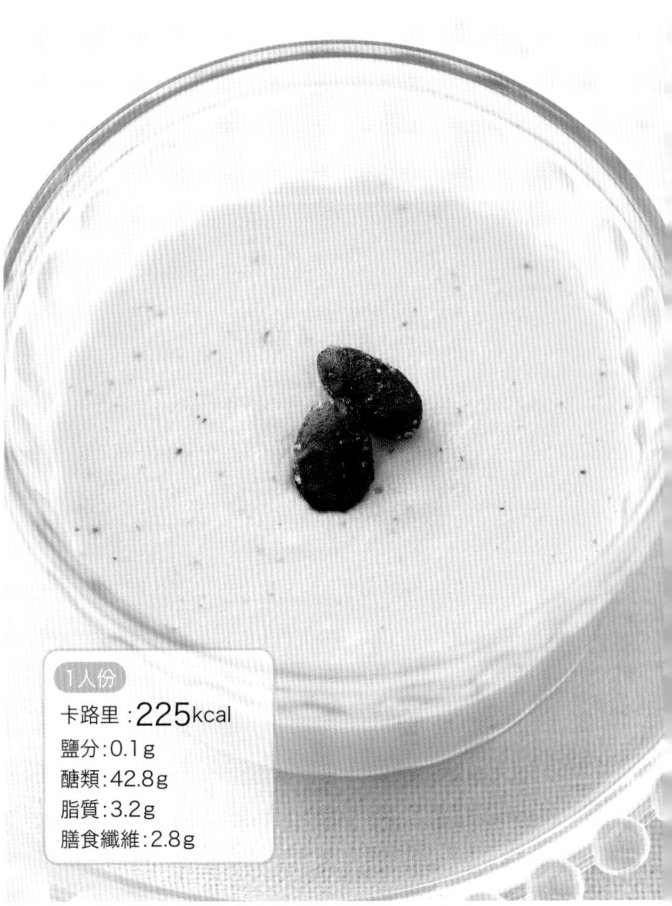
1人份
卡路里：225kcal
鹽分：0.1g
醣類：42.8g
脂質：3.2g
膳食纖維：2.8g

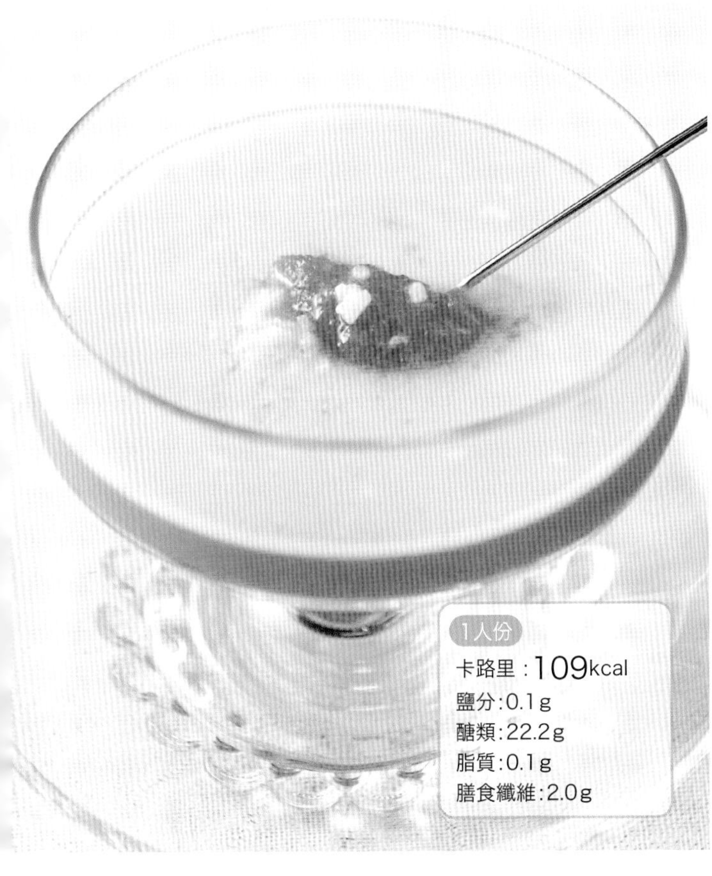
1人份
卡路里：109kcal
鹽分：0.1g
醣類：22.2g
脂質：0.1g
膳食纖維：2.0g

胡蘿蔔果凍 搭配甜酒醬汁

把含有消化酵素的甜酒做成醬汁

材料（2人份）

胡蘿蔔…1小根

100%柳橙汁…1½杯

明膠粉…約7.5g

A | 甜酒…2大匙
薑汁…1小匙
香草精…少許

※明膠的分量請依照商品上標示的使用方法

作法

❶把胡蘿蔔切成圓片，放入微波爐中加熱，然後與柳橙汁一起放進攪拌機中攪拌。
❷測量①的總量，決定明膠的分量。
❸將明膠粉泡在1大匙的水中，以隔水加熱的方式來使其溶解，然後加進①中，攪拌均勻，倒入容器中，放入冰箱，使其凝固。
❹把A混合，製作醬汁，淋在③上面。

（野口律奈）

Part 3

【日常生活的訣竅】

能夠日益改善
逆流性食道炎的
早中晚的生活方式

在1天中，占了1/3的睡眠時間很重要。
睡覺時，讓右側朝下的話，就能防止胃液逆流

在翻身前，只要事先減少胃部內容物，就能防止逆流

據說，若想防止胃液逆流的話，睡覺時要讓身體左側朝下，但我反而建議讓身體右側朝下。左側朝下理論的根據，與圖中所示的情況相反，胃部入口的賁門的位置會變高，可以防止逆流發生。

不過，由於胃部出口的幽門的位置也會變高，所以飲料與食物會變得不易流向幽門。由於睡著後，有時會翻身，所以依照姿勢，積存在胃部內的飲料與食物就可能會逆流。

我建議採取右側朝下的理由為，只要事先讓躺下時的幽門位置變得較低，胃部內容物就會容易流向幽門，在睡著前的這段時間，能減少胃部內容物。如此一來，就算翻身，也能放心。

而且，為了防止躺下時發生逆流，最好將床鋪的上半身部分墊高30公分左右。請在枕頭下方放置墊子或坐墊，進行調整，讓頭部位置變高約30公分吧。

若想防止胃液逆流，最好讓身體右側朝下

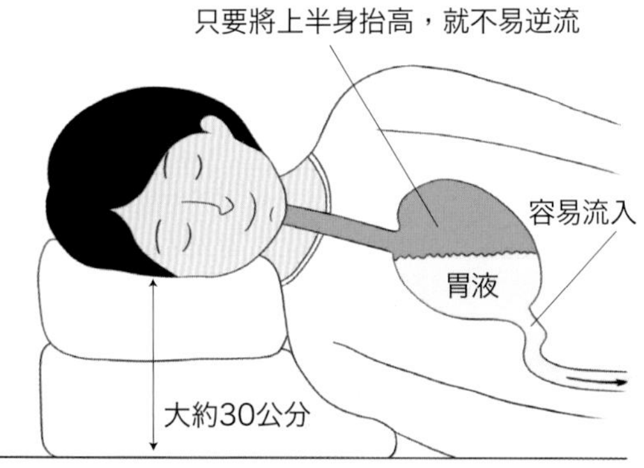

睡覺時，透過靠墊、坐墊、枕頭等物來將上半身抬高

何謂用來改善逆流性食道炎的日常生活的原則？

反覆進行腹式呼吸與逆腹式呼吸

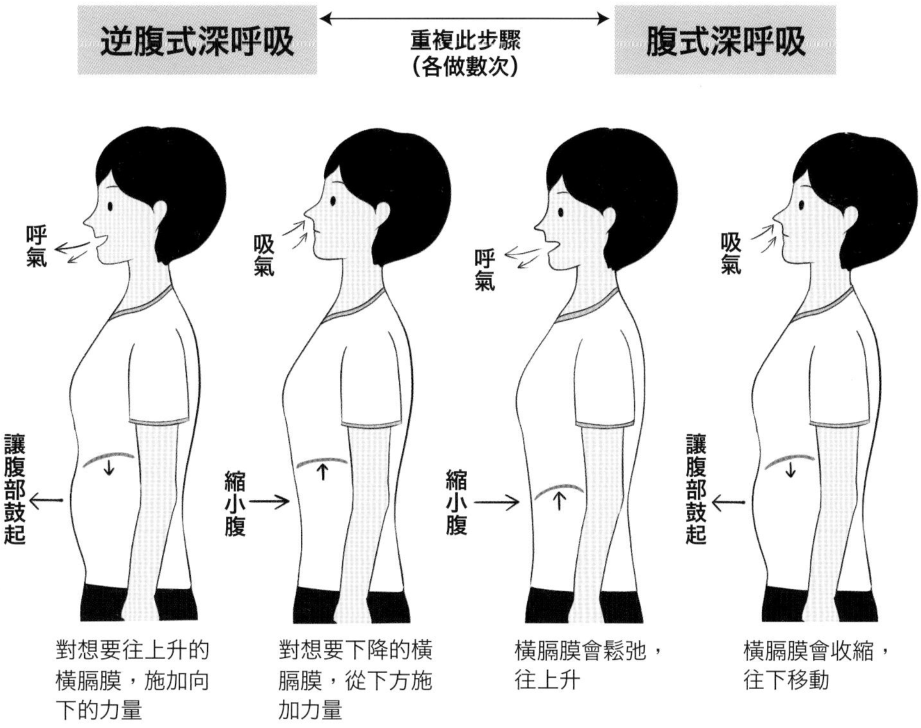

只要進行腹式深呼吸與逆腹式深呼吸來強化橫膈膜，就能防止胃液逆流，預防逆流性食道炎。

「腹式深呼吸」可以讓橫膈膜大幅度地伸展，提昇肌力。在「逆腹式深呼吸」中，當橫膈膜上下移動時，會施加反方向的力量，藉此來提昇肌力。藉由反覆進行深呼吸，就能鍛鍊橫膈膜的肌力。

預防改善措施當中的3大自我照護重點

①強化賁門

逆流性食道炎的重要原因為，橫膈膜與下食道括約肌衰退，導致賁門部位變得鬆弛。為了強化這些部位，我建議大家進行散步、慢跑等有氧運動。而且，還要每天進行深呼吸（腹式與逆腹式＝上圖）。

②減緩腹部壓力

會造成腹部壓力的原因包含了，過度肥胖、因年齡增長而使體力、肌力衰退，導致姿勢變成上半身向前彎曲（駝背）。預防改善措施為，積極地進行有氧運動，並同時避免上半身向前彎曲的姿勢。

③改善胃液分泌

想要抑制胃液分泌的話，重點在於，要留意飲食生活。請參考PART2吧。另外一項建議則是，在用餐後，持續嚼口香糖約30分鐘。可以促進唾液分泌，降低胃酸的濃度。請選擇無糖且刺激性較低的產品吧。

Part4

【何謂逆流性食道炎】

會引發胃灼熱、噁心、喉嚨痛這些症狀的〈逆流性食道炎〉是如何產生的呢？

食道究竟是如何運作的呢？

食物是以這種方式，從口部進入，經過食道，被運送到胃部

食道是肌肉很發達的管狀構造，以成年人來說，粗細度約為2公分，長度約為25公分。其作用為，運送從口部進入的食物和飲料，經過喉嚨，抵達胃部。當我們想要進行吞嚥的動作時，位於食道最上部的「上食道括約肌」會變得鬆弛，接收飲料與食物，食道的肌肉會進行「蠕動」來搬運物質，位於食道與胃部交界處的「上食道括約肌」會變得鬆弛，讓物質被運送到胃部。

只要飲料與食物被運送到胃部，胃液就會被分泌出來（1天2～3公升）。胃液中含有鹽酸，具備很強的酸性，會藉此來融化食物（消化），也具有消滅病原菌等消毒作用，而且還具有「促進胃蛋白酶這種消化酵素發揮效果」等作用。

食物是這樣地在食道中被搬運

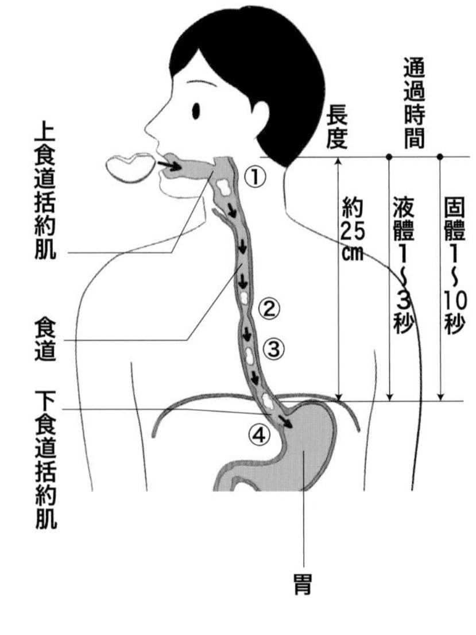

①吞下食物後，上食道括約肌會變得鬆弛，讓食物進入食道。

②沒有食物要進來時，內壁會相連，將食道關閉。

③有食物要進來時，內壁就會打開。

④下食道括約肌會變得鬆弛，讓食物進入胃部。

何謂用來防止食物從胃部逆流的機制

食物一旦進入胃部，下食道括約肌就會關閉，並由橫膈膜來支撐該部位

這樣就能預防逆流

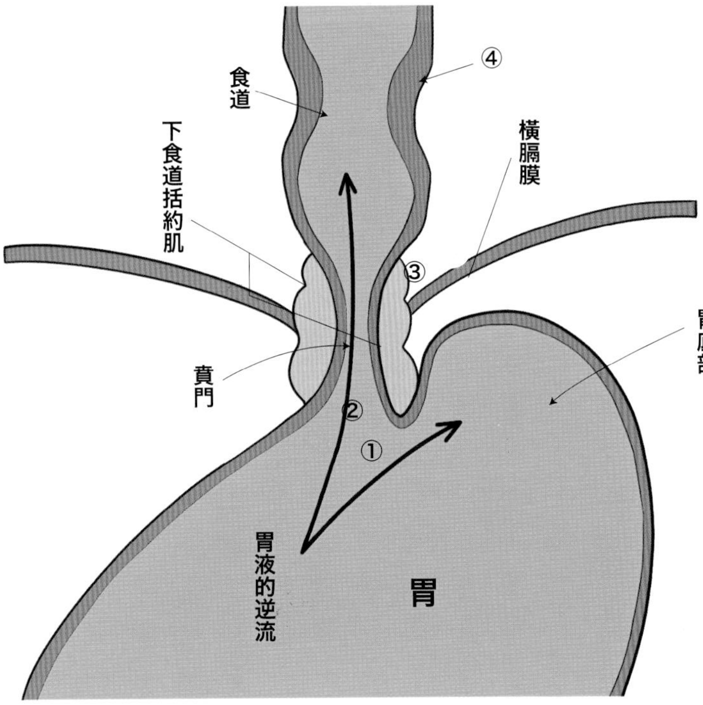

①此部分會形成銳角，讓逆流的壓力逃向胃底部方向。

②下食道括約肌會關閉賁門。

③橫膈膜會將食道所經過的孔洞（食道裂孔）關閉。

④食道的蠕動會將逆流推回去。

食物進入胃部時，被分泌出來的胃液雖然擁有足以融化食物的強烈酸性，但卻不會傷害胃壁。這是因為，胃部具備分泌黏液來防止酸性物質造成危害的作用。

不過，食道內並沒有這項防禦機制。如果胃液逆流到食道的話，食道黏膜就會受損，引發逆流性食道炎。為了防止這種逆流情況發生，必須準備多種防範對策。首先，在用來連接食道與胃部的「賁門」部分中，有下食道括約肌，飲料與食物通過後，就會立刻關閉，防止逆流。另外，食道下部會通過，用來分隔胸部與腹部的橫膈膜的孔洞（食道裂孔）。膈食道韌帶會確實地固定此部分，協助下食道括約肌來防止逆流情況發生。此外，胃部入口（賁門）部分的角度、食道的蠕動也都有助於防止逆流情況發生。

為何會發生「逆流」的情況呢？

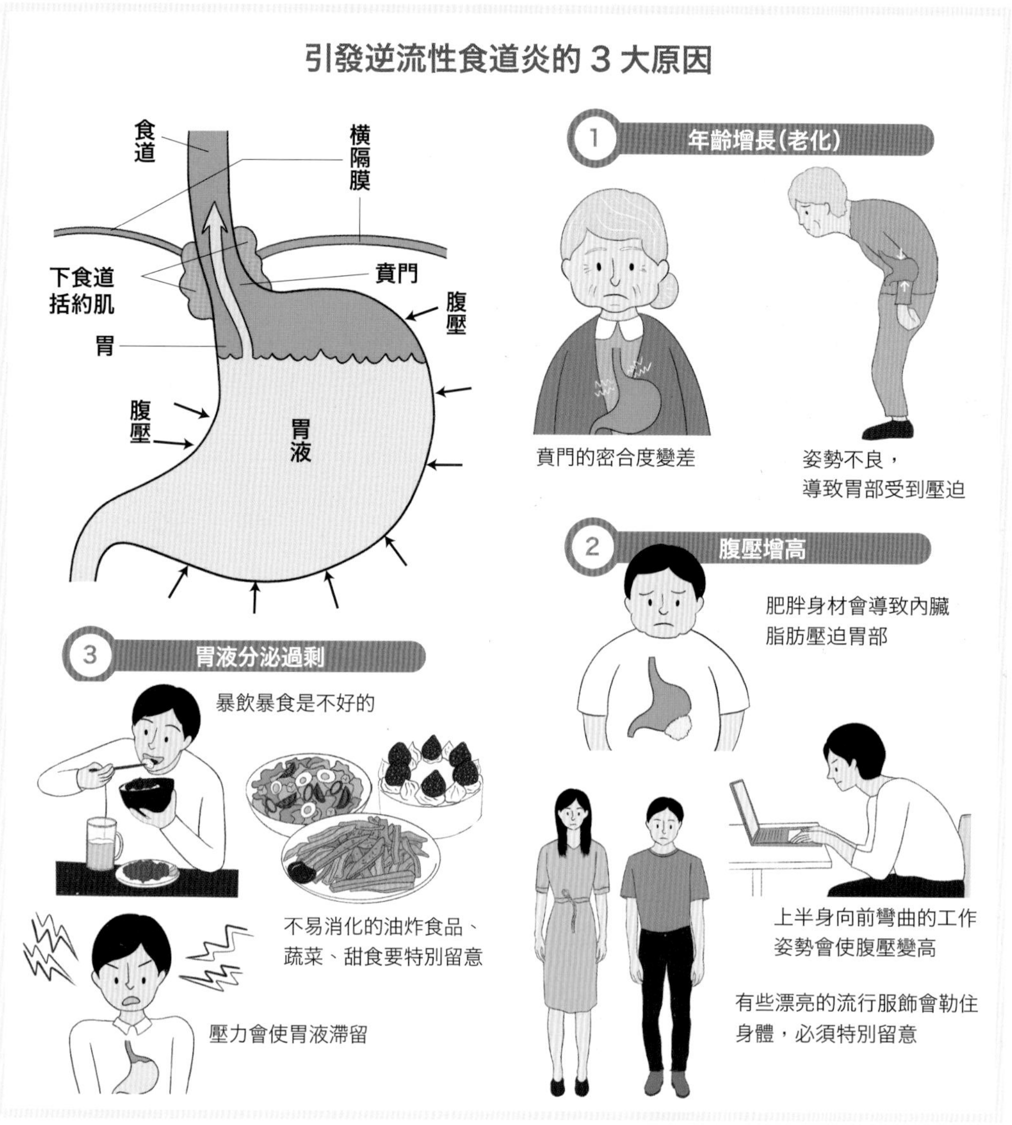
引發逆流性食道炎的3大原因
食道
橫隔膜
下食道括約肌
賁門
腹壓
胃
腹壓
胃液
1
年齡增長(老化)
賁門的密合度變差
姿勢不良，
導致胃部受到壓迫
2
腹壓增高
肥胖身材會導致內臟
脂肪壓迫胃部
上半身向前彎曲的工作
姿勢會使腹壓變高
有些漂亮的流行服飾會勒住
身體，必須特別留意
3
胃液分泌過剩
暴飲暴食是不好的
不易消化的油炸食品、
蔬菜、甜食要特別留意
壓力會使胃液滯留

年齡增長所導致的肌力衰退、腹壓增高、胃液分泌過剩是3大原因

第1個原因為，年齡增長（老化），以及伴隨老化而出現的全身肌力衰退。因此，下食道括約肌也會變得無法充分地關閉，容易導致胃液逆流。由於年老後，腰部與背部會彎曲，形成上半身向前彎曲的姿勢，所以肚子會受到壓迫，導致第二個原因「腹壓增高」出現。

第2個原因「腹壓增高」也會出現在年輕人身上。身材肥胖，工作時採取上半身向前彎曲的姿勢，造成姿勢不良，就會導致肚子受到壓迫，使腹壓增高。因此，胃部受到壓迫，就容易發生逆流情況。勒得很緊的腰帶、把女性身體勒得很緊的服裝，也是導致腹壓增高的原因。

第3個原因是胃液分泌過剩。暴飲暴食、飲食不規律、吃太多難消化的食物、壓力等都是原因。由於睡著時會形成躺下的姿勢，所以睡前的飲食也會導致胃液逆流。

何謂逆流性食道炎？何謂非糜爛性胃食道逆流症？

糜爛性胃食道逆流症與非糜爛性胃食道逆流症的差異

糜爛性胃食道逆流症		非糜爛性胃食道逆流症
胃灼熱、苦水（酸水）逆流、喉嚨堵塞感、喉嚨刺痛感、胃痛、胃部消化不良、噁心感、打飽嗝的次數變多、胸部疼痛、壓迫感、持續很久的咳嗽症狀	症狀	咳嗽、呼吸困難、喉嚨刺痛感、喉嚨堵塞感、胃灼熱、胃部消化不良、肚子很脹、噁心、經常打飽嗝、胸悶、失眠、總覺得不舒服
食道中有糜爛症狀	內視鏡檢查	食道中沒有糜爛症狀
多為老年人 多為男性 多為肥胖者	患者的特徵	多為女性 多為體型苗條者
多	橫膈裂孔疝氣	少
容易生效	胃酸分泌抑制劑	不易生效

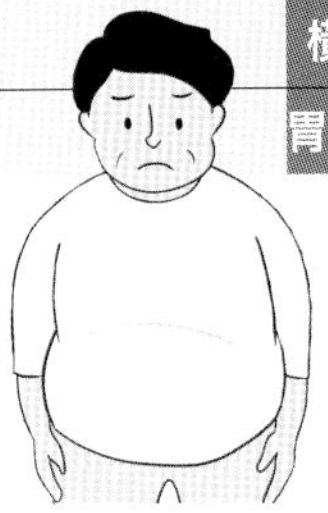

多為男性
- 多為肥胖者
- 訴說的症狀僅限於胃部與喉嚨的症狀

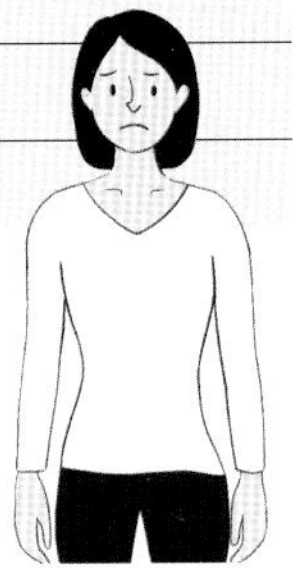

多為女性
- 多為體型苗條者
- 訴說的症狀很多種，不限於胃部與喉嚨的症狀

逆流性食道炎患者數量的驟增

日本的逆流性食道炎發病率逐年增加，從1980年代的2%增加到2000年代的14.3%（註1）。在某些報告中，還出現超過20%的情況（註2）。
胃食道逆流的發病率更高，在健檢中心所進行的調查（2005～2006年）中，據說有31.9%的人（大約每3人中就有1人）曾罹患胃食道逆流或逆流性食道炎（注3）。

●逆流性食道炎與胃食道逆流的發病率

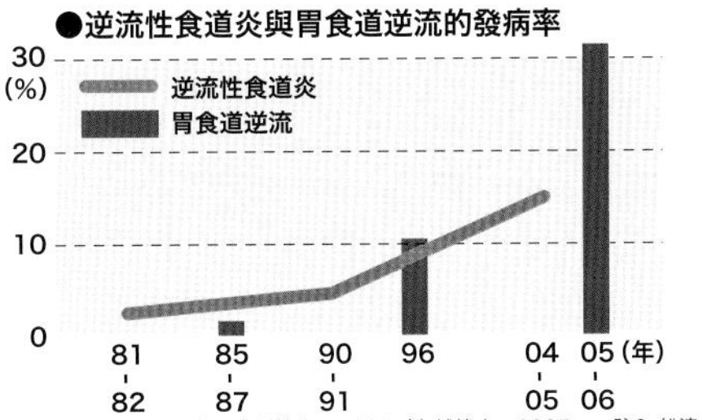

※註1：前田等人，2011。 註2：古川等人，1997／名越等人，2005。 註3：船津等人，2008。圖表中的85～87年的資料：MiwaH等人，2008。96年的資料：加藤等人，1997。

胃食道逆流可分成2種類型

「逆流性食道炎」這個病名正確來說，應該叫做「胃食道逆流（GERD）」當中的「糜爛性胃食道逆流症」。會出現胃灼熱、胃液往上湧（胃酸逆流）、喉嚨刺痛感等症狀，在內視鏡檢查中，食道黏膜會出現糜爛症狀。

相較之下，在另一種類型中，雖然會出現胃灼熱、胃酸逆流等症狀，但在內視鏡檢查中卻不會發現糜爛症狀，該類型叫做「非糜爛性胃食道逆流症（NERD）」。據說，其原因可能是感覺過敏，即使只有少量的胃酸逆流，也會產生症狀。專家認為，精神壓力、睡眠不足、過勞、暴飲暴食等因素，會導致自律神經功能失調。

職場或家庭中的人際關係的糾紛、生活環境的變化、令人驚訝的事件等，只要找到可能的原因，光是這樣，病情就會改善的例子也不少。

只要消滅「幽門螺旋桿菌」，逆流性食道炎就會容易痊癒，這是真的嗎？

幽門螺旋桿菌的感染與逆流性食道炎

在同一地區內調查幽門螺旋桿菌感染率與逆流性食道炎罹患率的變化。根據這項研究，可以得知，在7年間，幽門螺旋桿菌感染率從70.5%減少為52.7%，相較之下，逆流性食道炎罹患率從1.4%增加為6.6%。

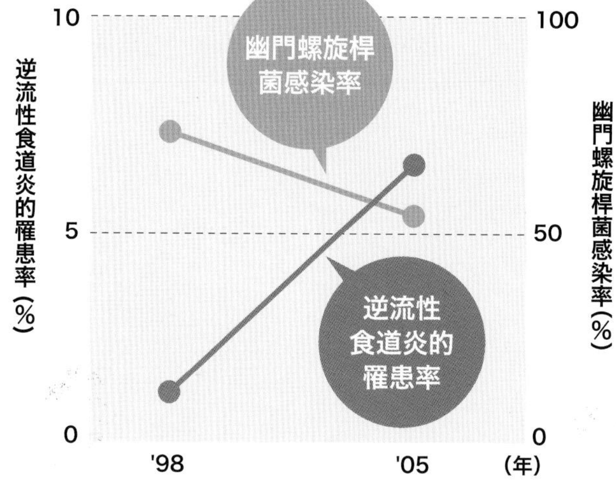

何謂幽門螺旋桿菌

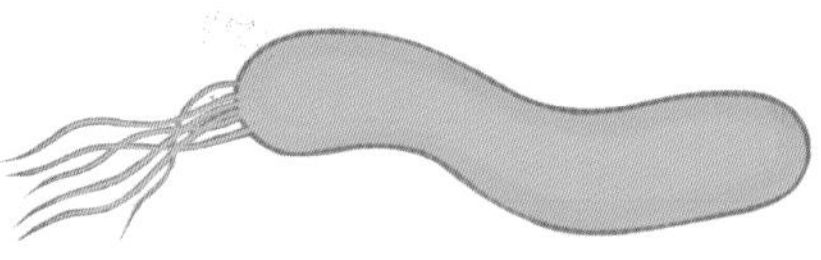

正式的學名叫做Helicobacter pylori。形狀為螺旋狀，擁有好幾根鞭毛。居住於胃黏膜。擁有能製造氨的酵素，能夠中和胃酸，防止胃酸造成危害。會傷害胃黏膜，是導致胃、十二指腸潰瘍、胃炎、胃癌的原因。

最近，專家把用來檢查感染的「幽門螺旋桿菌檢查」，與用來檢查胃黏膜發炎的「胃蛋白酶原檢測」組合起來，進行研究，藉此來得知罹患胃癌的風險。這種方法叫做「ABC分類」，作為一種只要透過血液檢查就能篩檢胃癌的檢測方法，正在普及中。

由於幽門螺旋桿菌會變得無法中和酸性物質，所以胃酸會變多

幽門螺旋桿菌感染率降低後，逆流性食道炎的罹患率反而會上昇，我們似乎可以說，事實上，藉由消滅幽門螺旋桿菌，逆流性食道炎的罹患率會增加。

幽門螺旋桿菌棲息於胃黏膜，之所以能夠在殺菌作用很強的胃酸中存活，是因為幽門螺旋桿菌具有中和酸性物質的作用。專家認為，一旦將幽門螺旋桿菌消滅，用來中和胃酸的作用就會減少，慢性胃炎會改善，來自胃黏膜的鹽酸分泌量會增加，導致逆流性食道炎的罹患率上昇。

話雖如此，為了預防逆流性食道炎，並非只要停止消滅幽門螺旋桿菌就行。我們已清楚得知，消滅幽門螺旋桿菌，除了能夠預防胃癌發生，還能夠改善胃、十二指腸潰瘍、胃炎。若是因為消滅幽門螺旋桿菌而導致逆流性食道炎罹患率上昇的話，這次就採取逆流性食道炎的預防方法。重點在於，要去實踐預防方法與改善方法。

有這類疾病的人，容易罹患逆流性食道炎

何謂橫膈裂孔疝氣？

胃的上部會滑溜地穿過橫膈膜的孔洞(食道裂孔)，使上方呈現外露狀態。當賁門的密合度變差時，就會形成逆流性食道炎的主要原因。

正常的狀態

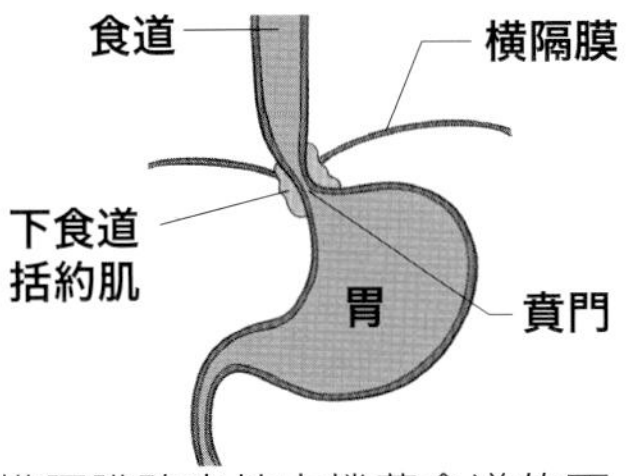

橫膈膜確實地支撐著食道的下端部分。

橫膈裂孔疝氣

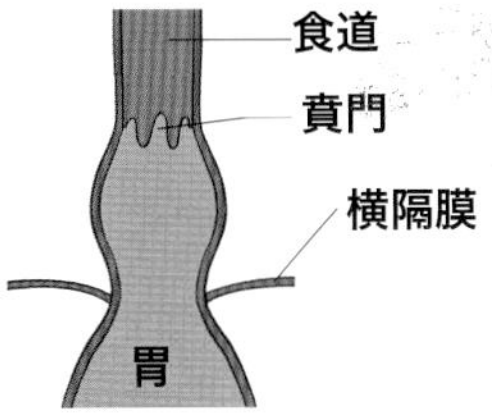

橫膈膜的力量一旦減弱，胃部就會被腹壓等力量往上推，胃的上部會從橫膈膜的孔洞(食道裂孔)滑出去。

會成為逆流性食道炎原因的疾病

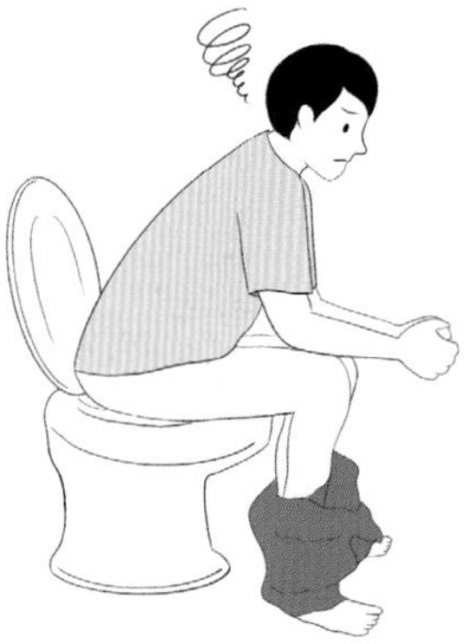

- 橫膈裂孔疝氣
- 睡眠呼吸中止症
- 慢性胃炎
- 做過胃部切除手術的人
- 糖尿病
- 便秘
- 憂鬱症

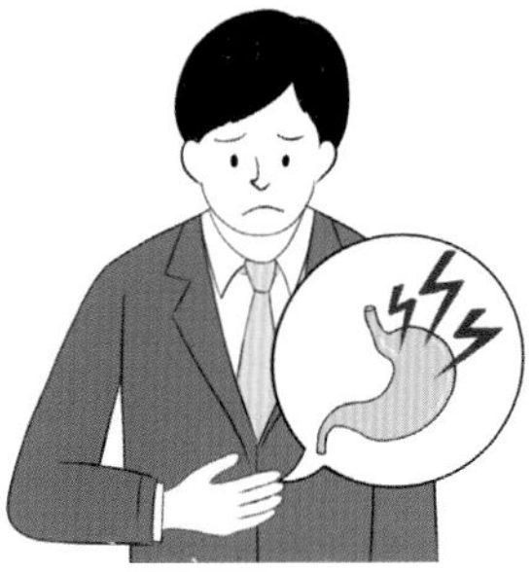

從橫膈裂孔疝氣到糖尿病，逆流性食道炎的原因有很多種

●**橫膈裂孔疝氣……**用來防止來自賁門的逆流的功能明顯減弱，就會形成逆流性食道炎的一大原因。

●**睡眠呼吸中止症……**這是因為，呼吸一旦在睡眠時中止，胃液就會逆流。人們已知，只要治療此疾病，逆流性食道炎的症狀也會跟著改善。

●**慢性胃炎……**胃黏膜中有出現萎縮症狀，而且胃部消化能力不佳的人（多為老年人），以及雖然年紀很輕，但胃部消化能力原本就較弱的胃腸虛弱者（所謂的慢性胃炎），由於食物會長時間停留在胃部中，所以容易引發逆流。

●**做過胃部切除手術的人……**因為胃癌等疾病而做過胃部切除手術的人，容易出現胃酸與十二指腸液的逆流。

●**糖尿病……**糖尿病一旦惡化，引發神經病變這種併發症的話，食道的蠕動就會變得不充足，胃部的消化能力也會下降。

逆流性食道炎的症狀與嚴重程度

逆流性食道炎的主要症狀

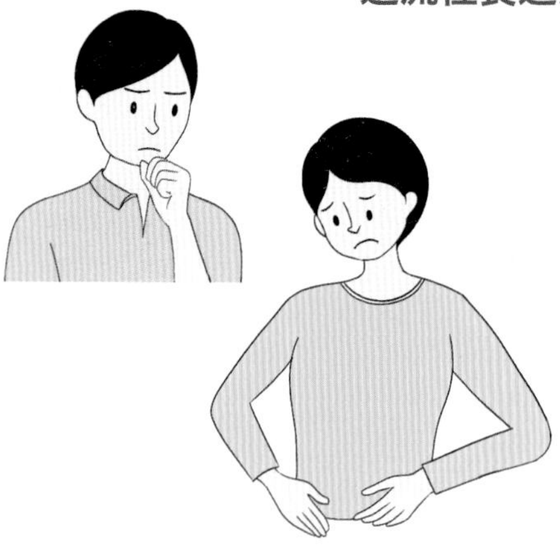

- 胃灼熱
- 苦水(酸水)往上湧
- 胸部堵塞感
- 喉嚨刺痛感、咳嗽持續很久
- 胃部的噁心感與疼痛
- 常打飽嗝
- 胸痛、肚子很脹

逆流性食道炎的主要症狀與嚴重程度

在逆流性食道炎(胃食道逆流症)的症狀當中，比較明顯的症狀為胃灼熱、酸水(苦水)往上湧，此外，也有許多人會出現胸部堵塞感、喉嚨不適感。右邊的圖表是，在佐賀縣多家老人福利機構中，比較胃灼熱等症狀與逆流性食道炎的嚴重程度後得到的結果。根據結果，病情愈嚴重，出現胃灼熱症狀的人愈多。

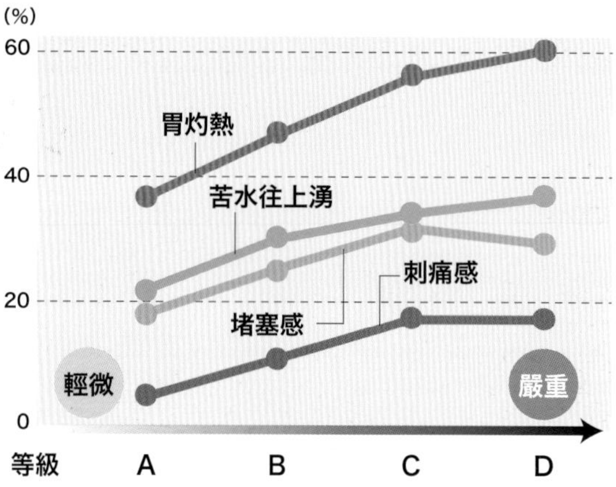

※根據「日本內科學會雜誌」(2000年)修改而成

病情愈嚴重，胃灼熱症狀會愈強烈

在逆流性食道炎的症狀中，「胃灼熱」、「胃酸逆流（苦水往上湧）」、「胸部堵塞感」、「喉嚨刺痛感」被視為4大症狀。

胃灼熱指的是，胸部刺痛灼熱感。根據報告，在逆流性食道炎的患者中，有這類症狀的人最多，病情愈嚴重，愈容易出現這類症狀。

胃酸逆流指的是，苦水或酸水會往上湧現到喉嚨或口部。因此，喉嚨會有刺痛感，覺得不舒服，有時也會出現咳嗽症狀。應該留意的是，京都大學與本醫院一起進行的「調查咳嗽症狀持續很久的原因」這項調查。根據該調查，逆流性食道炎的排名為第2名，佔了全體的30％。

此外，還有胸部噁心感、胃部消化不良、常打飽嗝、肚子很脹等因人而異的各種症狀。有時也會因胸痛而誤以為是心絞痛或心肌梗塞。

一旦罹患逆流性食道炎，生活品質就會變得比罹患心絞痛或心臟衰竭來得低

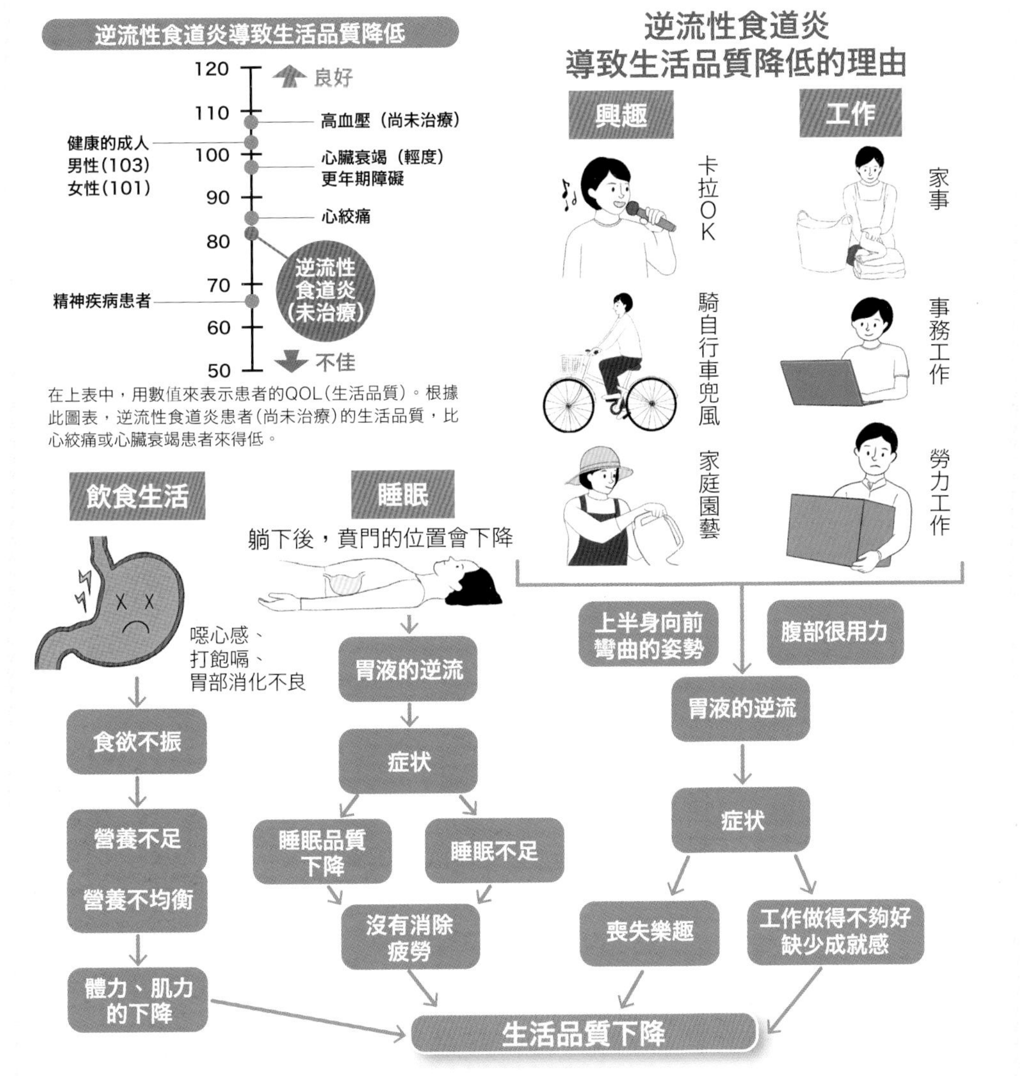

在上表中，用數值來表示患者的QOL(生活品質)。根據此圖表，逆流性食道炎患者(尚未治療)的生活品質，比心絞痛或心臟衰竭患者來得低。

逆流性食道炎的症狀也會影響日常生活

逆流性食道炎的初期症狀不太會令人在意。不過，如果置之不理的話，症狀就會逐漸惡化，也會對日常生活造成影響。

進行事務工作與家事等，會採取上半身向前彎曲的姿勢。這種姿勢會壓迫腹部，使腹壓上昇，讓症狀容易出現。進行勞力工作與搬運重物時也一樣。如果無法集中精神的話，工作效率就會降低。

由於大聲地唱卡拉OK，以及在運動中用力，也會使腹壓上昇，引發逆流，所以就會逐漸地不去進行那些活動。因為睡覺時賁門的位置會下降，所以會變得容易引發逆流。睡眠受到影響，導致睡眠不足，無法熟睡與獲得良好的睡眠品質。

如此一來，QOL（生活品質）就會逐漸地下降。根據國外的調查結果，沒有接受治療的逆流性食道炎患者的QOL，比心絞痛或心臟衰竭患者還要低。

逆流性食道炎的診斷　能夠得知嚴重程度的「洛杉磯分類法」指的是？

逆流性食道炎的嚴重程度（洛杉磯分類法）

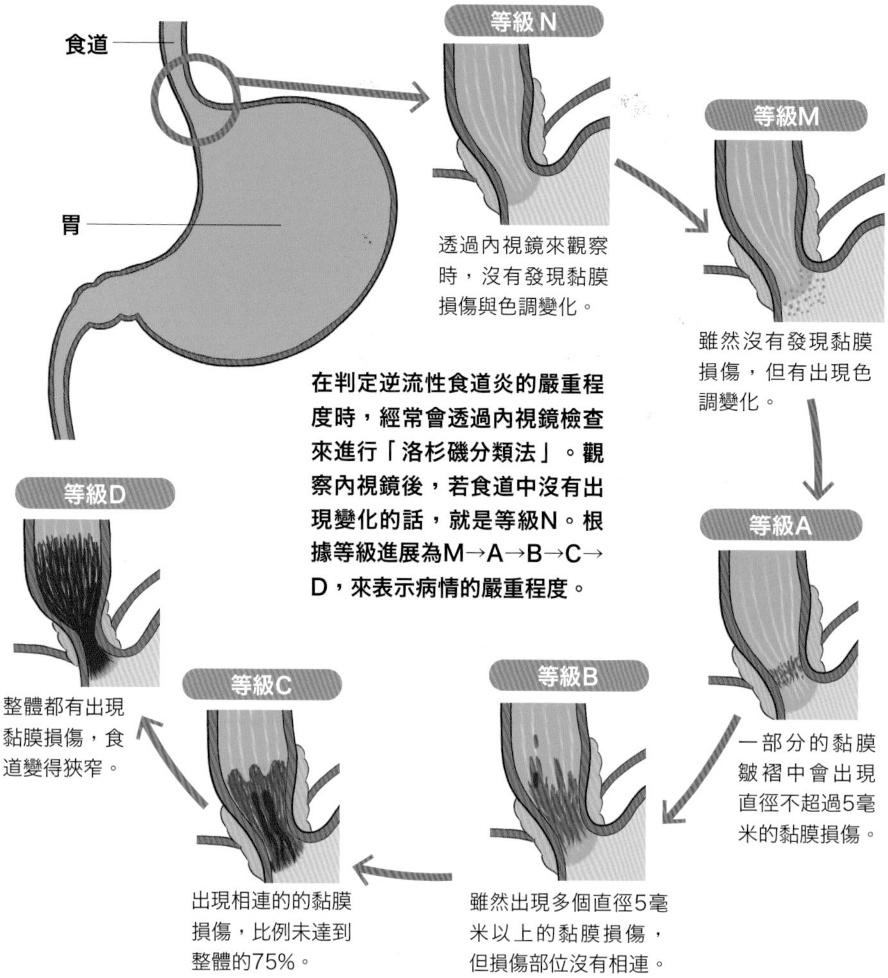

食道
胃
等級N
透過內視鏡來觀察時，沒有發現黏膜損傷與色調變化。
等級M
雖然沒有發現黏膜損傷，但有出現色調變化。
等級A
一部分的黏膜皺褶中會出現直徑不超過5毫米的黏膜損傷。
等級B
雖然出現多個直徑5毫米以上的黏膜損傷，但損傷部位沒有相連。
等級C
出現相連的的黏膜損傷，比例未達到整體的75%。
等級D
整體都有出現黏膜損傷，食道變得狹窄。
在判定逆流性食道炎的嚴重程度時，經常會透過內視鏡檢查來進行「洛杉磯分類法」。觀察內視鏡後，若食道中沒有出現變化的話，就是等級N。根據等級進展為M→A→B→C→D，來表示病情的嚴重程度。

為了進行診斷，所以要進行這種檢查

首先會進行問診，詢問患者的主觀症狀。目前正廣泛地實施，請患者填寫本書最前面所刊載的「逆流性食道炎檢查表」的方法。

為了進行正確的診斷，所以必須進行上消化道內視鏡檢查。透過內視鏡來拍攝食道，調查黏膜的狀態。透過黏膜的色調變化、是否有糜爛或潰瘍、糜爛與潰瘍的大小與蔓延情況來進行診斷。經常被當成診斷標準來使用的就是「洛杉磯分類法」（參閱上圖）。

有時也會進行「讓患者服用治療用的胃酸分泌抑制劑1星期後，調查症狀是否有改善」的檢查。

在兼具治療效果的檢查中，若症狀有改善的話，就很有可能會被診斷為逆流性食道炎。

發現病變時，為了辨別出該疾病是逆流性食道炎，還是食道癌等其他疾病，所以有時也會採集組織，進行病理檢查。

可怕的併發症「吸入性肺炎」，與逆流性食道炎之間有很深的關聯

各種主要死因的死亡人數比例

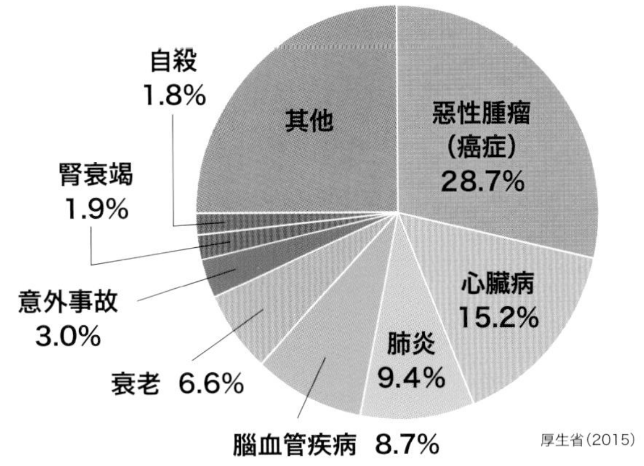

厚生省（2015）

位居日本人死因第3名的是肺炎，肺炎大多為吸入性肺炎，導致此疾病增加的原因就是逆流性食道炎。

誤嚥是這樣發生的

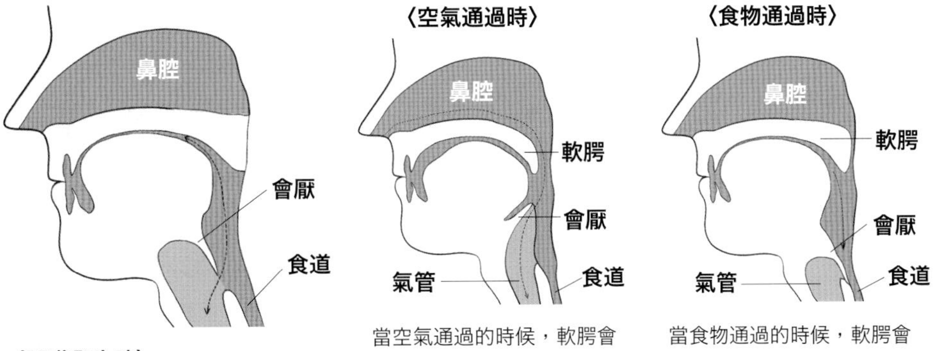

〈誤嚥發生時〉

會厭能堵住通往氣管的通道。當會厭無法完全堵住通道時，食物就會走錯路而進入呼吸道。

當空氣通過的時候，軟腭會下降，會厭會上升，製造出通往呼吸道的通道。

當食物通過的時候，軟腭會上升，將通往鼻腔的通道堵住，會厭會下降，將通往呼吸道的通道堵住，防止食物進入氣管。

老年人必須特別留意吸入性肺炎

在日本人的死因當中，第1名是惡性腫瘤（癌症），第2名是心臟病，第3名是肺炎（平成27年）。肺炎在平成23年超越腦血管疾病，成為第3名，據說其主要原因就是吸入性肺炎的增加。

吸入性肺炎患者人數之所以會增加的重要原因，其實就是逆流性食道炎。90%以上的吸入性肺炎發生於老年人。由於吞嚥飲料與食物的功能也會隨著老化而下降，所以原本應該通過食道的飲料與食物會走錯路，進入呼吸道。這一點就是原因。

由於逆流性食道炎患者會反覆出現胃液逆流症狀，所以在那種時候，胃液與飲料食物也會流向呼吸道方向，容易造成吸入性肺炎。以老年人的情況來說，即使出現胃酸逆流，也不易出現症狀，所以應充分地留意。若罹患逆流性食道炎的話，最好要盡早接受治療。

反覆罹患逆流性食道炎而造成的「巴瑞特氏食道症」，會成為食道癌的原因

「巴瑞特氏黏膜」與「巴瑞特氏食道症」

逆流性食道炎一旦持續存在，就會使胃部或腸道的柱狀上皮細胞產生變化。擴散開來的黏膜叫做巴瑞特氏黏膜，形成那種狀態的食道則叫做巴瑞特氏食道。

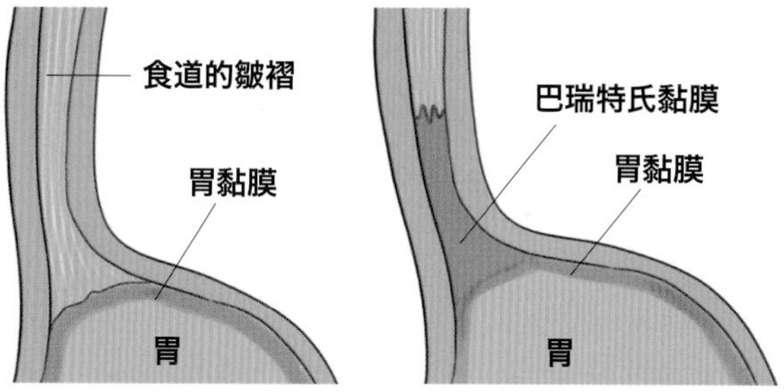

胃液逆流所引發的頭部疾病

胃液的逆流除了會引發「吸入性肺炎」、「食道癌」，還會傷害喉嚨、口鼻，甚至是耳朵。這些疾病都必須多加留意。

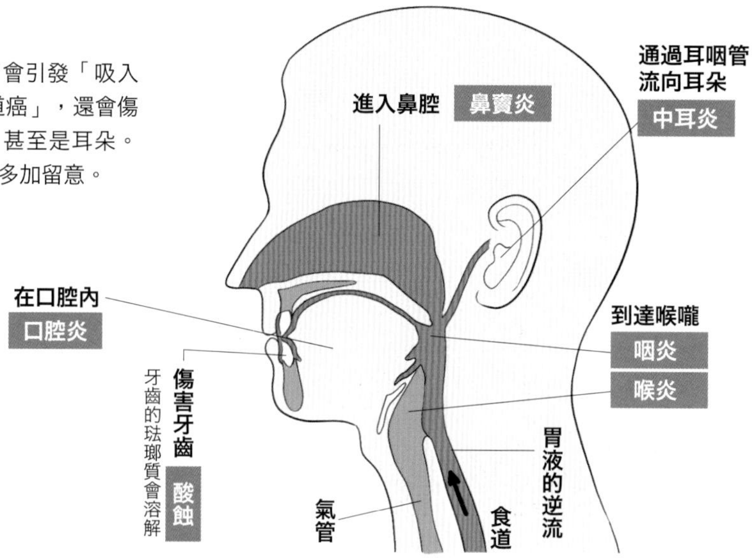

關鍵在於，要多加留意，避免巴瑞特氏黏膜形成

當食道內部因為逆流性食道炎而反覆發炎的話，用來包覆食道內側的上皮（扁平上皮）就會剝落。如此一來，與胃部或腸道相同的上皮（柱狀上皮）就會出現，包覆該處。這種性質產生變化的上皮叫做「巴瑞特氏黏膜」，產生這種黏膜的食道則叫做「巴瑞特氏食道」。

根據報告，與食道正常者相比，一旦形成巴瑞特氏食道，罹患食道癌的機率就會提高10倍之多。而且，目前人們已知，巴瑞特氏黏膜的蔓延面積愈大，就愈可能致癌。

據說，30～40%的逆流性食道炎患者會出現巴瑞特氏黏膜，沒有出現症狀的人也不少。逆流性食道炎患者在確實接受治療的同時，最好也要定期接受檢查，才不會忽略食道黏膜的變化。

逆流性食道炎的最新治療法

用於治療逆流性食道炎的主要藥物

分類名稱	一般名稱	主要商品名稱
氫離子幫浦阻斷劑（PPI）	奧美拉唑（Omeprazole）	Omepral、Omeprazon
	蘭索拉唑（Lansoprazole）	Takepron
	雷貝拉唑（Rabeprazole）	Pariet
	埃索美拉唑（Esomeprazole）	Nexium
鉀離子競爭性酸抑制劑（P-CAB）	福星定（Vonoprazan）	Takecab
H_2受體阻抗劑（第二型組織胺受體拮抗劑）	法莫替丁（famotidine）	Gaster
	雷尼替丁（Ranitidine）	Zantac
	西咪替丁（Cimetidine）	Tagamet
	羅沙替丁（Roxatidine）	Altat
	尼扎替丁（nizatidine）	Acinon
	拉呋替丁（Lafutidine）	Protecadin
胃腸蠕動促進劑	莫沙必利（Mosapride）	Gasmotin
	伊托必利（Itopride）	Ganaton
中藥	半夏厚朴湯、柴朴湯、苓桂朮甘湯等	

首先會使用胃酸分泌抑制劑

在逆流性食道炎的治療中，會讓病患服用能夠抑制胃酸的藥物。主要使用的藥物包含了「鉀離子競爭性酸抑制劑（P-CAB）」、「氫離子幫浦阻斷劑（PPI）」、「H2受體阻抗劑（第二型組織胺受體拮抗劑）」。由於氫離子幫浦阻斷劑很有效，所以常被使用。福星定（Vonoprazan）是最近被研發出來的藥物，雖然作用機制有點不同，但效果更好，正被廣泛地使用中。

此外，還會依照病情來使用各種藥物，像是用來保護食道黏膜的「黏膜保護劑」、能夠中和胃酸的「制酸劑」、用來促進消化道蠕動的「胃腸蠕動促進劑」、能夠幫助消化的「消化酵素劑」等。

在中藥方面，則會採用「半夏厚朴湯」、「柴朴湯」、「苓桂朮甘湯」等處方。也有報告指出，中藥對非糜爛性胃食道逆流症特別有效。

為本書進行監修的專家

野村喜重郎 | 野村消化內科院長

為本書進行指導的專家們

秋山里美 | 管理營養師
岩崎啓子 | 管理營養師
牛尾理惠 | 料理研究家 料理造型師
金丸繪里加 | 管理營養師 料理研究家
檢見﨑聰美 | 管理營養師 料理研究家
菰田欣也 | 「Fire Hall 4000」火鍋店的老闆
高城順子 | 料理研究家
野口律奈 | 帝京平成大學健康營養學系副教授
野﨑洋光 | 「WAKETOKU山」日本料理店的總主廚
服部幸應 | 服部營養專門學校校長 醫學博士
吉岡英尋 | 「茄子亭」日本料理店老闆

TITLE

改善胃食道逆流 靠自己

STAFF

出版 三悅文化圖書事業有限公司
監修 野村喜重郎
譯者 李明穎

創辦人 / 董事長 駱東墻
CEO / 行銷 陳冠偉
總編輯 郭湘齡
文字編輯 張聿雯 徐承義
美術編輯 謝彥如
校對編輯 于忠勤
國際版權 駱念德 張聿雯

排版 曾兆珩
製版 印研科技有限公司
印刷 桂林彩色印刷股份有限公司

法律顧問 立勤國際法律事務所 黃沛聲律師
戶名 瑞昇文化事業股份有限公司
劃撥帳號 19598343
地址 新北市中和區景平路464巷2弄1-4號
電話 (02)2945-3191
傳真 (02)2945-3190
網址 www.rising-books.com.tw
Mail deepblue@rising-books.com.tw

初版日期 2024年3月
定價 250元

ORIGINAL JAPANESE EDITION STAFF

装丁デザイン／永井秀之
本文デザイン／高橋秀哉、高橋芳枝
本文イラスト／高橋枝里
編集協力／日下部和恵、吉田　宏
栄養計算／田村香苗
校正／内藤久美子
編集担当／長岡春夫（主婦の友社）

國家圖書館出版品預行編目資料

改善胃食道逆流 靠自己/野村喜重郎監修 ; 李明穎譯. -- 初版. -- 新北市 : 三悅文化圖書事業有限公司, 2024.03
64面 ;21x28.5公分
譯自 : 胸やけ・ムカムカ・のどの痛み : 逆流性食道炎を自力で治す本
ISBN 978-626-97058-8-7(平裝)
1.CST: 食道逆流性疾病 2.CST: 保健常識 3.CST: 健康法
415.516 113001616